Arzt – und weg?
Ärztliche Berufsperspektiven im Ausland

Arzt – und weg?
Ärztliche Berufsperspektiven im Ausland

Eine Bestandsaufnahme zu Chancen und
Nebenwirkungen am Beispiel von zehn Ländern

Von

Manfred Bausch

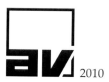 2010

Asgard-Verlag Dr. Werner Hippe GmbH, Sankt Augustin

Bibliografische Information der Deutschen Nationalbibliothek
Die Deutsche Nationalbibliothek verzeichnet diese Publikation in der Deutschen Nationalbibliografie; detaillierte bibliografische Daten sind im Internet über http://dnb.d-nb.de abrufbar.

Alle Rechte vorbehalten.
© 2010 by Asgard-Verlag Dr. Werner Hippe GmbH,
Einsteinstraße 10 · 53757 Sankt Augustin
Telefon   (0 22 41) 31 64-0
Telefax   (0 22 41) 31 64 36
Internet: www.asgard.de
E-Mail: info@asgard.de

Das Werk einschließlich aller seiner Teile ist urheberrechtlich geschützt. Jede Verwertung außerhalb der engen Grenzen des Urheberrechtsgesetzes ist ohne Zustimmung des Verlags unzulässig und strafbar. Das gilt insbesondere für Vervielfältigungen, Übersetzungen, Mikroverfilmung und die Einspeicherung sowie Verarbeitung in elektronischen Systemen.

Umschlagfotos:
© Tobias Machhaus – Fotolia.com
© dinostock – Fotolia.com

Titel-Nummer 799001
ISBN 978-3-537-79900-5

Satz: Satz · Bild · Grafik Marohn, Dortmund
Druck: Wöhrmann Print Service, NL

Gedruckt auf säurefreiem, alterungsbeständigem und chlorfreiem Papier.

Vorwort

Ärzte, Feuerwehrleute und Krankenpfleger gehören zu den angesehensten Berufen in Deutschland. Das Ansehen von Ärzten hat gegenüber den Vorjahren sogar noch deutlich zugenommen. Dies hat eine im Herbst 2009 veröffentlichte Umfrage ergeben. Entsprechend hoch ist auch die Nachfrage nach Studienplätzen in der Medizin geblieben. Die ungebrochene Attraktivität und das hohe Ansehen des Arztberufs scheinen weder durch öffentlich diskutierte „Skandale" noch durch die zunehmende bürokratische Gängelung ärztlichen Handelns ernsthaft in Gefahr zu geraten.

Verdichtung von Arbeitsabläufen und zunehmender Stress, was von Ärzten zu Recht immer häufiger beklagt wird, sind allerdings keine Phänomene, die auf die ärztliche Berufsausübung beschränkt sind. Sie sind vielmehr Ausdruck des gesellschaftlichen Wandels in den meisten Industrieländern. Die Einführung von immer neuen Controlling-Instrumenten, Maßnahmen des Qualitätsmanagements, des Benchmarking etc. erhöhen ständig den Hunger nach Daten und Dokumentation auch in der Medizin. Zunehmende Privatisierungen im Gesundheitswesen und die Ausrichtung an Fallpauschalen tun ihr Übriges. Hinzu kommen die nicht enden wollenden Reformversuche im Gesundheitswesen. Manche dieser Maßnahmen entfalten sicherlich auch sehr positive Wirkungen im Sinne der Patienten und der Transparenz medizinischer Dienstleistungen, wie etwa die verpflichtenden Qualitätsberichte der Krankenhäuser, die dabei helfen, Transparenz und Selbstverantwortung im Gesundheitswesen zu stärken.

Dies alles sind sicherlich noch lange keine wirklich entscheidenden Anlässe, Deutschland und seinem Gesundheitswesen den Rücken zu kehren. Die kurzen Darstellungen der Rahmenbedingungen des Gesundheitswesens der beliebtesten „Zielländer" deutscher Ärzte belegen, dass auch in den meisten dieser Länder die Bürokratisierung und der Anteil der Dokumentation in der ärztlichen Berufstätigkeit in den vergangenen Jahren ständig zugenommen haben. In der Schweiz sind z.B. analog zu Deutschland sogenannte Swiss DRG's in Planung, in den USA müssen niedergelassene Ärzte einen immer höheren Anteil ihrer Umsätze für Versicherungen ausgeben, in Großbritannien hat die vom National Health Service (NHL) erzeugte Dokumentationsflut heute gegenüber früheren Jahren zu einem um ein Vielfaches höheren Aufwand in der Arbeit der General Practitioners geführt. Man könnte viele weitere Beispiele für vollzogene oder geplante Veränderungen in der ärztlichen Berufstätigkeit in einzelnen Ländern nennen, die denen in Deutschland durchaus ähnlich sind.

Auch die Einkommenssituation der Ärzte in Deutschland ist – entgegen der gelegentlich geäußerten Selbstwahrnehmung – im internationalen Vergleich keineswegs am unteren Ende der Skala. Auch im Vergleich mit anderen Akademikergruppen stehen sie gut da.

Der größte Nachholbedarf scheint in Deutschland im Bereich der Arbeitsorganisation und der Arbeitsstrukturen an den Kliniken zu bestehen. Auf der Wunschliste vor allem jüngerer Ärzte stehen dementsprechend die Abschaffung hierarchischer Strukturen und ein geregelter Arbeitstag, der genügend Raum für Freizeitaktivitäten und Zeit für die Familie lässt. In diesen Bereichen wird in anderen Ländern, vor allem in den skandinavischen, mehr und besseres geboten, deshalb üben gerade diese Länder eine besondere Anziehungskraft auf deutsche Nachwuchsärzte aus. Hier muss in Deutschland weiter nachgebessert werden, um Abwanderungen, deren Gründe in der Unzufriedenheit mit diesen Bedingungen liegen, zu verhindern.

Insgesamt besteht angesichts von rund 320.000 berufstätigen Ärzten in Deutschland und einer Zahl von rund 19.000 deutschen Ärzten, die nach übereinstimmenden Schätzungen derzeit im Ausland tätig sind, kein Grund zur Dramatisierung. Das entspricht einem Anteil von fünf bis sechs Prozent. Häufig kehren sie auch wieder nach Deutschland zurück mit einem Zuwachs an wissenschaftlichen, medizinischen, sozialen und kulturellen Kompetenzen, die der deutschen Gesellschaft zugutekommen. Auch viele Akademiker anderer Disziplinen sind – überwiegend zeitlich begrenzt – im Ausland tätig. In einer globalisierten Welt sind die Erfahrungen, die dort gesammelt werden, für Deutschland unverzichtbar.

Manfred Bausch, Dezember 2009

Inhaltsverzeichnis

Vorwort 5

Inhaltsverzeichnis. 7

1	Die Lage auf dem deutschen Arbeitsmarkt für Ärzte	9
1.1	Arztmangel in Deutschland?	12
1.2	Abwanderung deutscher Ärzte – quantitative Bedeutung	14
1.3	Zuwanderung ausländischer Ärzte nach Deutschland	15
1.4	Auswanderung aus Deutschland: ein Thema, das viele Deutsche beschäftigt	17
1.5	Gründe für die Unzufriedenheit von Ärzten in Deutschland	18
1.6	Gehälter aus sozialversicherungspflichtiger Beschäftigung von Ärzten in Deutschland im Vergleich	19
1.7	Ärztemangel ist kein spezifisch deutsches Problem	20
2	Deutsche Ärzte auf dem Weg ins Ausland	22
3	Länderinformationen	24
3.1	Australien	24
3.2	Dänemark	33
3.3	Frankreich	41
3.4	Großbritannien	51
3.5	Niederlande	63
3.6	Norwegen	69
3.7	Österreich.	77
3.8	Schweden.	85
3.9	Schweiz	95
3.10	USA.	107
3.11	Ärzte in Entwicklungsländern und bei internationalen Hilfsorganisationen	121

4	Stipendien für Famulatur und PJ	132
4.1	Förderung von Auslandsaufenthalten	132
4.2	Famulatur	132
4.3	Praktisches Jahr	133
5	Checklisten für eine Tätigkeit im Ausland	134
6	Anhang	139
6.1	Bundesärztekammer (Arbeitsgemeinschaft der Deutschen Ärztekammern) (Muster-)Weiterbildungsordnung vom Mai 2003, in der Fassung vom 28.03.2008	139
6.2	Auszug aus den Richtlinien zur Anrechnung von PJ Tertialen im Ausland	142

1 Die Lage auf dem deutschen Arbeitsmarkt für Ärzte[1]

Im Laufe des Jahres 2009 sind die Folgen der globalen Finanz- und Wirtschaftskrise auf dem Arbeitsmarkt spürbar geworden. Auch die Nachfrage nach Fach- und Führungskräften war davon betroffen, allerdings ist vor allem ein Bereich von dieser Entwicklung in Deutschland fast völlig ausgenommen, der Gesundheitsbereich im Allgemeinen und der Arbeitsmarkt für Ärzte im Besonderen.

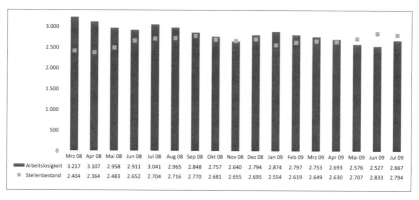

Abbildung 1: Entwicklung von Arbeitslosigkeit und Stellenbeständen von März 2008 bis März 2009 im Vergleich – Ärztinnen und Ärzte

Inzwischen übertrifft der den Arbeitsagenturen bekannte Stellenbestand die Zahl der arbeitslos gemeldeten Ärzte. Auch zuvor hielten sich offene Stellen und Arbeitslosigkeit bei Ärzten die Waage. Dies ist aber im Bereich der akademischen Berufe eine Ausnahmeerscheinung. Verbunden ist die hohe Nachfrage mit einer historisch niedrigen Arbeitslosenquote von weniger als einem Prozent: 2667 arbeitslos gemeldeten Ärzten standen rund 320.000 berufstätige Ärzte gegenüber. Seit 2005 ist die seinerzeit schon geringe Arbeitslosigkeit noch einmal kräftig gesunken. Dies bedeutet nicht nur, dass für Ärzte der Status der Vollbeschäftigung erreicht ist, sondern es signalisiert Anzeichen einer Mangelsituation. Bei den Ärzten, die arbeitslos gemeldet sind, handelt es sich überwiegend entweder um Assistenzärzte, die sich zwischen zwei Weiterbildungsphasen arbeitslos melden oder um ausländische Ärzte, die in Deutschland (noch) keine Approbation erhalten haben.

---

1 Aus Gründen der besseren Lesbarkeit wird ausschließlich die männliche Form verwendet. Dennoch sind selbstverständlich beide Geschlechter gemeint.

1 Die Lage auf dem deutschen Arbeitsmarkt für Ärzte

Nach Männern und Frauen aufgeteilt, ergibt sich dabei folgendes Bild:

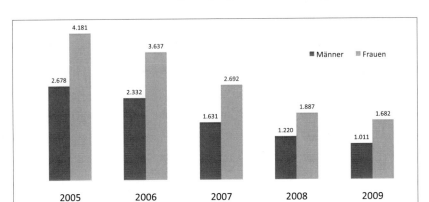

Abbildung 2: Entwicklung der Arbeitslosigkeit bei Ärztinnen und Ärzten von 2005 bis 2009 (Erhebung jeweils im April)

Diagramm: Manfred Bausch – Quelle: Bundesagentur für Arbeit

Insgesamt waren 62 % der Arbeitslosen Frauen. Von den 1.011 gemeldeten arbeitslosen Ärzten waren zum Erhebungszeitpunkt 658 Ärzte ohne Gebietsbezeichnung, also in der Regel Assistenzärzte. Das entspricht einem Anteil von etwa zwei Dritteln. Bei den Ärztinnen waren 1.209 von 1.682 Arbeitslosen Assistenzärztinnen, ihr Anteil lag damit bei 72 %. Den 1.867 arbeitslos gemeldeten Ärzten ohne Gebietsbezeichnung (in aller Regel Assistenzärzten), standen 93.593 Berufstätige ohne Gebietsbezeichnung gegenüber. Daraus errechnet sich eine Arbeitslosenquote von 2 %.

473 Fachärztinnen und 353 Fachärzte waren 2009 bei den Agenturen für Arbeit arbeitslos gemeldet, ihnen stehen mehr als 220.000 berufstätige Ärzte mit Gebietsbezeichnung gegenüber. Daraus ergibt sich eine kaum noch messbare Arbeitslosenquote von knapp 0,4 %. Derartig niedrige Arbeitslosenquoten, die vor allem, wie in diesem Fall, eine seit Jahren fallende Tendenz haben, sind aus keinem anderen akademischen Berufsfeld bekannt.

Insgesamt 132.613 der 319.697 von der Bundesärztekammer als berufstätig registrierten Ärzte waren zum Erhebungszeitpunkt Ende 2008 Frauen. Das entsprach einem Anteil von 41,5 %. Damit wird deutlich, dass nach wie vor, sofern Arbeitslosigkeit überhaupt eine Rolle bei dieser Berufsgruppe spielt, Frauen sehr deutlich die Hauptbetroffenen sind.

Die wichtigsten Gruppen der berufstätigen Ärzte verteilen sich wie in der folgenden Abbildung zu erkennen:

1 Die Lage auf dem deutschen Arbeitsmarkt für Ärzte

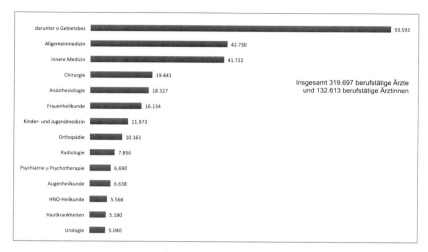

Abbildung 3: Berufstätige Ärzte nach Arztgruppen zum 31.12.2008
Diagramm: Manfred Bausch – Quelle Bundesärztekammer

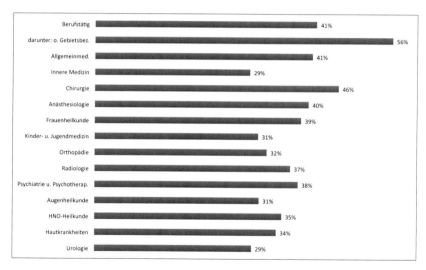

Abbildung 4: Frauenanteil in der Berufstätigkeit
Diagramm: Manfred Bausch – Quelle Bundesärztekammer

Dabei ist in jedem Fall festzustellen, dass in allen Bereichen der Anteil von Frauen an der Arbeitslosigkeit höher ist als ihr Anteil an der Berufstätigkeit. Dieses Phänomen ist zwar in vielen akademischen Berufen ähnlich, könnte aber dennoch auch einen Hinweis auf immer noch nicht genügende Angebote für Teilzeitbeschäftigung enthalten.

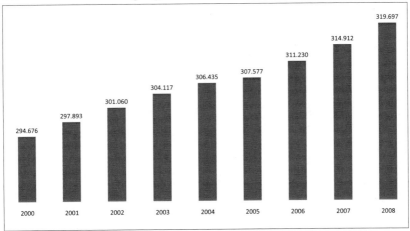

Abbildung 5: Berufstätige Ärzte in Deutschland
Diagramm: Manfred Bausch – Quelle Bundesärztekammer

1.1 Arztmangel in Deutschland?

Nachdem es in den neunziger Jahren des vergangenen Jahrhunderts teilweise jährliche Zuwächse bei den berufstätigen Ärzten gab, die bei jeweils rund 3 % lagen, ist diese Rate in den letzten Jahren deutlich niedriger. Einen Tiefpunkt gab es im Jahr 2005, als es nur 0,4 % mehr Ärzte gab als ein Jahr zuvor. Seither ist die Zahl der Ärzte in Deutschland wieder etwas kräftiger angestiegen. Die letzte verfügbare Erhebung vom 31. Dezember 2008 weist mit 319.697 berufstätigen Ärzten 4.785 mehr aus als ein Jahr zuvor und damit ein Plus von 1,5 %.

Der unterstellte Mangel an medizinischem Personal wurde in den vergangenen Jahren von den Standes- und Interessenvertretungen u.a. mit folgenden ungünstigen Faktoren und Rahmenbedingungen begründet:

- Sinkende Studentenzahlen
- Hohe Studienabbrecherquoten
- Zurückgehende Absolventenzahlen
- Abwanderung in nichtkurative Bereiche
- Ungünstige Alterspyramide
- Abwanderung ins Ausland

1.1 Arztmangel in Deutschland?

Als Ursache für die angenommene Entwicklung zum Mangelberuf werden aber auch die zunehmende Unzufriedenheit mit künftigen Berufsperspektiven und gegenwärtiger Berufstätigkeit angeführt, die in den weiter unten kurz referierten Befragungsergebnissen zum Ausdruck kommen.

Der Frage, ob diese angenommenen Faktoren Befürchtungen hinsichtlich der medizinischen Versorgung in Deutschland in der Zukunft rechtfertigen, soll hier kurz nachgegangen werden.

1. Für eine Beurteilung der Arbeitsmarktsituation von Ärzten ist neben der Analyse der aktuellen Arbeitsmarktdaten insbesondere auch die Entwicklung der Zahl der Studierenden und der Absolventen im Bereich der Humanmedizin von Bedeutung, denn der Zugang von Ärzten auf dem deutschen Arbeitsmarkt wird in erster Linie durch die Zahl der nachrückenden Jungmediziner bestimmt. Die Gesamtzahl der Medizinstudierenden lag in den letzten fünf Jahren (jeweils zum Wintersemester) zwischen 78.500 und 80.000, zuletzt im Wintersemester 2008/2009 bei 79.252 (Frauenanteil: 61,3 %); eine Spirale nach unten ist nicht festzustellen (Quelle: Statistisches Bundesamt, Fachserie 11 Reihe 4.1, Studierende an Hochschulen – Wintersemester 2008/2009).

2. Gelegentlich ist auch beklagt worden, dass in den letzten Jahren stark angestiegene Studienabbrecherquoten dazu geführt hätten, dass weniger Absolventen der Humanmedizin zur Verfügung stünden. Tatsächlich ist das Gegenteil der Fall wie eine Untersuchung der Hochschulinformation-System GmbH (HIS) ergab, die 2008 im Auftrag der Bund-Länder-Kommission für Bildungsforschung (BLK) durchgeführt wurde. Während die Abbrecherquote im Bereich Medizin und Gesundheitswissenschaften bei den Absolventen von 2002 noch 11 % betrug, sank sie für diejenigen von 2004 auf 8 % und für die Absolventen von 2006 wurde sogar nur eine Abbrecherquote von 5 % errechnet. Von allen Studienbereichen in Deutschland sind dies die geringsten Abbrecherquoten. Zum Vergleich: Bei den Ingenieuren z.B. hatten rund ein Viertel der Studienanfänger die Abschlussprüfung nicht erreicht, d.h. die Abbrecherquote war hier fünf mal so hoch wie bei den Medizinstudierenden.

3. Die Zahl der Absolventen im Fach Humanmedizin ist zwar einige Jahre lang leicht zurückgegangen, hat im Jahr 2007 aber wieder deutlich auf 9.574 zugenommen, auch hier sind keine dramatischen Entwicklungen zu sehen.

4. Laut Statistik der Bundesärztekammer hat sich der Anteil der Ärzte in nichtkurativen Bereichen, also bei Behörden und Körperschaften, in der Pharmazeutischen und Chemischen Industrie, in der Medizintechnik oder in Consultingunternehmen, in den Jahren seit 2001 praktisch nicht verändert, er schwankte jeweils zwischen 8,5 und 8,7 %. 2008 lag der Wert bei 8,6 %. Größere Verschiebungen sind nicht erkennbar.

5. Die Alterspyramide hat sich in der Tat im Laufe der letzten 20 Jahre um einige Jahr nach oben verschoben – hier könnte eine Entwicklung vorliegen, die Engpässe in den kommenden Jahren hervorrufen kann. Wirft man einen Blick auf andere Industrieländer, wird deutlich, dass diese Problematik nicht nur Deutschland betrifft. So ergibt eine aktuelle Studie aus den USA, dass hier ein Drittel aller berufstätigen Ärzte das 55. Lebensjahr überschritten hat.

6. Die Zahl der ins Ausland abgewanderten deutschen Ärzte hat sich in den vergangenen Jahren nur unwesentlich erhöht (s. folgendes Kapitel).

Inzwischen findet vor allem in Teilen der Bundesärztekammer ein Paradigmenwechsel statt. Der drohende Ärztemangel wird nicht mehr damit begründet, dass auf dem Weg in den Arztberuf zu viele Abbrecher und Berufswechsler auf der Strecke bleiben. Vielmehr werden als zwei der ausschlaggebenden Faktoren der demographische Wandel und die Entwicklung des medizinischen Fortschritts genannt. Mit anderen Worten: Die Alterung der Gesellschaft ruft einen höheren Bedarf an medizinischen Dienstleistungen hervor und der medizinische Fortschritt führt „durch die Expansion des Möglichen ... zu einem deutlich erhöhten Ärztebedarf." Dr. Thomas Kopetsch, Abteilungsleiter Bedarfsplanung, Bundesarztregister, Datenaustausch der Kassenärztlichen Bundesvereinigung, anlässlich des Symposions der BÄK im August 2009 zum Thema „Demografischer Wandel und ärztliche Versorgung".

Auch für den sensiblen Bereich der Vertragsärzte (Kassenärzte) kann in Deutschland nicht wirklich die Rede von einer Mangelsituation sein. Das wissenschaftliche Institut der AOK hat für alle Arztgruppen, die der Bedarfsplanung unterliegen, 2007 eine deutschlandweite Untersuchung vorgelegt. Die Autoren fassen dabei ihre Erkenntnisse so zusammen: „Folgt man den Richtlinien der Bedarfsplanung, gibt es in Deutschland nicht zu wenig Ärzte, sondern eher zu viele, aber sie sind schlecht verteilt." Danach gibt es fast ausschließlich bei Hausärzten und bei diesen auch nur in einigen Regionen, vornehmlich in Ostdeutschland, Planungsbereiche mit Versorgungsgraden deutlich unter 100 %. Angesichts der ungünstigen Altersstruktur der dort niedergelassenen Hausärzte ist ein Gegensteuern unerlässlich. Auch im stationären Bereich ist der Mangel in Ostdeutschland am größten. Hier gelingt es jedoch zunehmend, osteuropäische und auch österreichische Ärzte anzuwerben.

1.2 Abwanderung deutscher Ärzte – quantitative Bedeutung

Die zunehmende Abwanderung von Ärzten aus Deutschland ist inzwischen zu einem viel diskutierten Thema in der öffentlichen Debatte um das Gesundheitswesen in Deutschland geworden. Die unkommentierten statistischen Befunde sprachen von hohen Steigerungsraten in den letzten Jahren. 3.065 Ärzte sind demnach im Laufe des Jahres 2008 aus Deutschland abgewandert; darunter waren aber nur deutsche 2.054 Ärzte. Damit relativiert sich das Bild ein wenig, denn in den vergangenen Jahren lag die Zahl der ins Ausland abgewanderten deutschen Ärzte stets nahe bei 2.000 – im Jahr 2006 waren es 2.004 und im Jahr 2007 1.878 deutsche Mediziner, die den Weg ins Ausland nahmen, eine Entwicklung, die auch bei näherer Betrachtung kaum einen Anlass zur Besorgnis bietet. Allerdings war die Zahl der ausländischen Ärzte, die im Jahr 2008 (vermutlich) wieder in ihre Heimat zurückkehrten mit rund 1.000 besonders hoch.

Insgesamt sollen derzeit rund 19.000 deutsche Ärzte im Ausland tätig sein.

Trotz der Abwanderung von jährlich rund 2000 deutschen Ärzten in das Ausland nimmt die Gesamtzahl der in Deutschland bei der Bundesärztekammer registrierten berufstätigen Ärzte Jahr für Jahr leicht zu; die rein rechnerische medizinische Pro-Kopf-Versorgung hat sich laufend verbessert; kamen noch 1990 auf 335 Einwohner ein Arzt, hatte sich im Jahr 2008 dieser Wert auf 257 verbessert. Zumindest auf den ersten Blick kann somit in keiner Weise eine Verschlechterung der medizinischen Versorgung in Deutschland konstatiert werden. Im Übrigen kehren ja auch Jahr für Jahr deutsche Ärzte nach einem längeren Auslandsaufenthalt wieder nach Deutschland zurück. Auch eine solche Erhebung müsste vorgenommen werden, um ein realistisches Bild von den Salden der Wanderungsbewegungen zu erhalten.

1.3 Zuwanderung ausländischer Ärzte nach Deutschland

Die Abwanderung deutscher Ärzte und ausländischer in Deutschland registrierter Ärzte wird mindestens kompensiert durch einen seit Jahren stattfindenden Zuwachs an ausländischen Ärzten, der im Jahr 2008 immerhin 7,7 % (absolut: 1.287) betrug. Derzeit gibt es in Deutschland mehr als 20.000 ausländische Ärzte, davon sind insgesamt 18.105 berufstätig. Die Zuwachsraten sind, wie die Abbildung zeigt, im Durchschnitt beträchtlich. Überwiegend werden die zugewanderten Ärzte in den ostdeutschen Bundesländern beschäftigt. Inzwischen kommt die größte Einzelgruppe aus Österreich. Das kommt nicht von ungefähr. Seit vielen Jahren gibt es Probleme bei der Einmündung als Turnusarzt in Österreich (vergleichbar mit dem Beginn der Assistenzarztzeit in Deutschland). Wartezeiten von ein bis zwei Jahren auf den Beginn der „Turnuszeit" sind keine Seltenheit. Hört man sich die begeisterten Äußerungen junger österreichischer Ärzte über ihre Arbeit – meist in Ostdeutschland – an, reibt man sich angesichts der vielfältigen Kritik, die hier von Ärzten am deutschen Gesundheitssystem geübt wird, verwundert die Augen. „Attraktive Arbeitszeiten, hervorragende Weiterbildung, moderne Krankenhäuser, gute Bezahlung, viel Verantwortung (aber immer mit der notwendigen Anleitung) – das klingt toll. Das seien paradiesische Arbeitsbedingungen, die sich jeder Arzt nur wünschen könne, berichten auch junge Österreicher aus eigener Erfahrung. Die Rede ist hier nicht von Großbritannien oder Norwegen oder gar der Schweiz. Die jungen Ärzte sprechen von Ostdeutschland" heißt es dazu in einem Bericht des deutschen Ärzteblatts vom 16. Mai 2008. Letztlich kommt es auf die Perspektive an. Neben den Österreichern sind es offensichtlich vor allem die Mediziner aus dem osteuropäischen Raum, die die Arbeit in Deutschland attraktiv finden, was unter anderem mit den aus ihrer Sicht guten Verdienstmöglichkeiten zusammenhängen dürfte. Auch für Griechen als drittstärkste Ausländergruppe gilt, dass die Verdienstmöglichkeiten – zumindest im griechischen staatlichen Gesundheitswesen – verglichen mit Deutschland sehr dürftig sind.

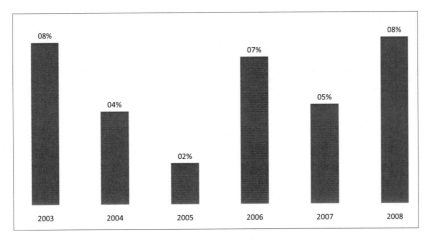

Abbildung 6: Jährliche Wachstumsraten der aus dem Ausland stammenden berufstätigen Ärzte in Deutschland

Diagramm: Manfred Bausch – Quelle Bundesärztekammer

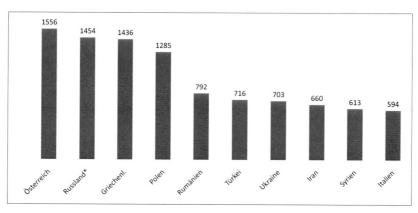

Abbildung 7: Ausländische berufstätige Ärzte nach Herkunftsland in Deutschland zum 31.12.2008 – Top 10

Diagramm: Manfred Bausch – Quelle Bundesärztekammer

1.4 Auswanderung aus Deutschland: ein Thema, das viele Deutsche beschäftigt

Das Ausland zieht nicht nur Hochqualifizierte im Allgemeinen und Ärzte im Besonderen an, vielmehr beschäftigt sich quer durch alle beruflichen Qualifikationsebenen eine wachsende Zahl von Menschen mit solchen Überlegungen. Das Statistische Bundesamt hat für 2007 165.000 Fortzüge deutscher Personen registriert. Die Zahl der Fortzüge nahm somit gegenüber dem Vorjahr (155.000) um 6 % zu und blieb damit auf hohem Niveau. Die Hauptzielländer bei den Fortzügen deutscher Personen waren die Schweiz (20.000), die USA (14.000), Polen und Österreich (jeweils 10.000). Zumindest, was die beiden erstgenannten Länder angeht ist eine Parallele zu den Zielländern bei Ärzten erkennbar. Aus den Abwanderungszahlen des Statistischen Bundesamtes lassen sich keine Aussagen zu den Hintergründen der Fortzüge ableiten. So ist keine Differenzierung möglich, ob der Fortzug einer Person eine Auswanderung auf Dauer oder nur eine befristete Ausreise zum Beispiel im Rahmen einer Tätigkeit für ein deutsches Unternehmen im Ausland ist. Es kann auch nicht unterschieden werden, ob es sich um Spätaussiedler, Eingebürgerte oder Deutsche ohne Migrationshintergrund handelt.

Die Zahl der Zuzüge deutscher Personen ist mit rund 111.000 gegenüber dem Vorjahr um 8.000 beziehungsweise um 8 % angestiegen. 2007 sind insgesamt 683.000 Personen nach Deutschland zugezogen und 635.000 Personen aus Deutschland fortgezogen.

Für 2008 liegen keine Zahlen zur Auswanderung vor, weil im Zusammenhang mit der Vergabe der einheitlichen Steuernummern auch Bereinigungen im Meldewesen stattfanden, die eine genaue Quantifizierung dieser Wanderungsbewegung nicht ermöglichen.

1.5 Gründe für die Unzufriedenheit von Ärzten in Deutschland

Dennoch muss die Debatte um die Kritik und das deutlich spürbare Unbehagen junger Mediziner und Studenten am deutschen Gesundheitswesen sehr ernst genommen werden. In den vergangenen beiden Jahren sind zu diesem Thema mehrere empirische Untersuchungen erschienen. Zwei dieser vielzitierten Befragungen sollen hier wegen der außerordentlichen Unzufriedenheit der Teilnehmer mit ihrer beruflichen Situation bzw. ihren beruflichen Perspektiven hier kurz dargestellt werden.

Das Institut für Freie Berufe an der Friedrich-Alexander-Universität Erlangen-Nürnberg hat 2007 eine Untersuchung zur Berufszufriedenheit von berufstätigen Ärzten in den Bezirken der Landesärztekammern Bayern, Brandenburg, Bremen, Nordrhein, Sachsen-Anhalt, Schleswig-Holstein durchgeführt, an der insgesamt 1.500 Ärzte teilnahmen.

60,7 % der Ärzte waren an Krankenhäusern tätig, 17,6 % übten ihren Beruf in Einzelpraxen und 15,0 % in Gemeinschaftspraxen aus. Andere Formen der Berufsausübung wurden von 10,4 % genannt. Nur 5 % der befragten Ärzte waren mit ihrer beruflichen Situation sehr zufrieden. Als ausschlaggebend für die Unzufriedenheit im Beruf wurden vorrangig genannt: Schlechtes Arbeitsklima, mangelnde Vereinbarkeit von Beruf und Familie, Arbeitsüberlastung, die fehlende Möglichkeit, ein geregeltes Leben zu führen, und Zeitdruck bei der Berufsausübung. Mehr als die Hälfte litt nach eigener Einschätzung am Burn-out-Syndrom. Ein knappes Fünftel beschäftigte sich mit Plänen für eine Tätigkeit im Ausland.

(Merz, Brigitte; Oberlander, Willi, Berufszufriedenheit: Ärztinnen und Ärzte beklagen die Einschränkung ihrer Autonomie; Dtsch Arztebl 2008; 105(7): A-322 / B-290 / C-286).

Ein durchaus anderes Bild mit eher positiven Einschätzungen ergibt sich aus einer im August 2009 veröffentlichten Umfrage unter 1.400 Hamburger Ärzten: „In den Medien entsteht nicht selten der Eindruck, Ärzte seien mit ihrem Beruf chronisch unzufrieden. Die aktuelle Online-Befragung zur Berufszufriedenheit von Hamburger Ärzten hat jetzt jedoch gezeigt: 73 % der Mediziner finden ihren Beruf erstrebenswert und würden sich wieder für ihn entscheiden." So fasst die PR-Agentur FischerAppelt Kommunikation

1.6 Sozialversicherungspflichtige Gehälter im internationalen Vergleich

GmbH (GPRA) die Ergebnisse ihrer Online-Befragung zusammen, an der 1.400 Ärzte der Ärztekammer Hamburg teilgenommen haben.

Eine Studie der Ruhr-Universität Bochum vom vergangenen Jahr an der rund 4.000 Studierende aus ganz Deutschland teilgenommen haben, zeigt dagegen deutlich die Unzufriedenheit der Nachwuchsmediziner mit den von ihnen erwarteten Berufsperspektiven in Deutschland auf.

77,1 % der Teilnehmer erwarteten deutliche, vor allem negative Einflüsse des Gesundheitssystems auf die eigene Lebens- und Berufsplanung. 72,7 % konnten sich vorstellen, deswegen ins Ausland auszuwandern, am häufigsten wurde Skandinavien genannt, gefolgt von der Schweiz, England, Österreich, den USA und Australien. Die stärkste Abschreckungswirkung in Deutschland haben die ungünstigen Arbeitszeiten der Ärzte, die Budgetierung und die schlechte Vergütung ärztlicher Leistungen sowie eine eingeschränkte ärztliche Handlungsfreiheit. Hier wird deutlich, dass die Stimmung unter den Studierenden sehr schlecht ist und das Bild von der eigenen künftigen Berufstätigkeit in Deutschland miserabel ist. Dass fast drei Viertel der Befragten grundsätzliche Überlegungen anstellen, im Ausland zu arbeiten, ist dennoch nicht sonderlich beunruhigend, denn grundsätzlich ist es ja sogar begrüßenswert, wenn sich junge Menschen auch einmal in anderen Ländern umsehen und die dort gemachte Erfahrungen und erlernten Fähigkeiten später wieder in der Heimat einsetzen. Einschlägig erfahrene Arbeitsvermittler bestätigen aus ihrer Praxis zwar ein großes Interesse von jungen Ärzten an einer Auslandstätigkeit, nur eine kleine Minderheit aber realisiert diese Absichten, und dann auch meist mit der Perspektive, nach ein paar Jahren zurückzukehren.

1.6 Gehälter aus sozialversicherungspflichtiger Beschäftigung von Ärzten in Deutschland im Vergleich

Das durchschnittliche Gehalt für Assistenzärzte in Deutschland beträgt lt. Stepstone 44.400 EUR, für Anfänger 39.000 EUR

Im Schnitt bezieht ein angestellter Facharzt in Deutschland ein Einstiegsgehalt von 40.700 EUR und steigert sich auf durchschnittlich 64.300 EUR nach fünf Jahren Berufserfahrung. Das entspricht einem Durchschnittsgehalt von 58.400 EUR. Quelle: Stepstone 2009

Als eine der Begründungen, warum man auf die Idee kommen könnte, Deutschland zu verlassen, wird immer wieder die schlechte Bezahlung in Deutschland genannt. Offensichtlich kennen die meisten derjenigen, die dies beklagen, die wenigen internationalen Gehaltsvergleiche zum Arztberuf nur unzureichend.

In den OECD Health Working Papers No. 41 vom Dezember 2008 gibt es eine Reihe derartiger Zusammenstellungen. Hier wird die zu den jährlichen Gehältern in der Allgemeinmedizin bzw. bei Hausärzten vorgestellt (die Jahresgehälter sind in US$ ausgewiesen):

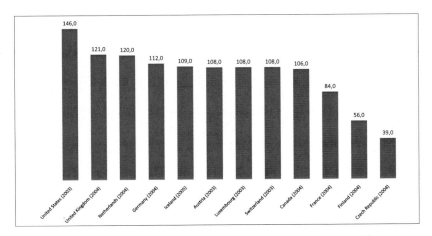

Abbildung 8: Jahreseinkommen in Tausend USD lt. OECD Health Working Papers No. 41 in ausgewählten Ländern bei Allgemeinmedizinern / Hausärzten

Diagramm: Manfred Bausch; Quelle: OECD Health Data 2009, June 2009

Die Jahreszahlen in Klammern geben das Jahr der Einkommenserhebung an.

Demnach liegen die deutschen Allgemeinmediziner / Hausärzte durchaus im oberen Mittelfeld der Vergütungen. Besonders gut sind die Verdienstmöglichkeiten für General Practitioners in den USA, aber die Hürden auf dem Weg dorthin sind hoch, und noch höher sind die Hürden bis zur Niederlassung. Die hohe Vergütung ärztlicher Dienstleistungen wird also in den allerwenigsten Fällen einen hinreichenden Motivationsschub für den meist doch komplizierten Weg ins Ausland auslösen.

1.7 Ärztemangel ist kein spezifisch deutsches Problem

Die Kommission der Europäischen Gemeinschaften hat Ende 2008 ein so genanntes Grünbuch über Arbeitskräfte des Gesundheitswesens in Europa veröffentlicht. Hier wird deutlich festgestellt, dass der heraufziehende Ärztemangel bei weitem kein spezifisch deutsches Problem ist: „Ein Mangel an Fachkräften im Gesundheitswesen besteht weltweit, besonders stark ist er je-

1.7 Ärztemangel ist kein spezifisch deutsches Problem

doch in den afrikanischen Ländern südlich der Sahara zu spüren, wo sich das Problem zu einer regelrechten Krise entwickelt hat. Der Mangel wird durch erhöhte Nachfrage und Wettbewerb um medizinisches und Krankenpflegepersonal in den Industrieländern noch verschärft. Die Gesundheitsmaßnahmen innerhalb der EU wirken sich auch in erheblichem Maße auf die Außen- und Entwicklungspolitik der EU aus. Solange die EU keine geeigneten Maßnahmen ergreift, um dafür zu sorgen, dass intern genügend Fachkräfte im Gesundheitswesen ausgebildet und gehalten werden können, werden sich die negativen Auswirkungen der Migration auf die Gesundheitssysteme der Entwicklungsländer in Zukunft wohl kaum verringern" (Kommission der Europäischen Gemeinschaften – Grünbuch über Arbeitskräfte des Gesundheitswesens in Europa, S. 16).

Deutschland zählt für Ärzte und Pflegekräfte nicht zu den ausgesprochenen Einwanderungsländern der Europäischen Union (EU). In Großbritannien etwa stammt knapp ein Drittel der Ärzte aus dem Ausland. In Norwegen beträgt ihr Anteil rund 16 % (Deutsches Ärzteblatt, Jg. 106, Heft 10, 6. März 2009). Letztlich hat aber der hohe Anteil ausländischer Ärzte z.B. in Großbritannien eine Kehrseite. Durch ein jahrelanges Missmanagement im National Health Service sind gravierende Engpässe in der medizinischen Versorgung entstanden, die dazu führten, dass viele ausländische Ärzte eingestellt werden mussten. Und auch in Norwegen ist der Hintergrund für den hohen Bedarf an ausländischem medizinischen Personal eine Fehlplanung bei der Ausbildung der Ärzteschaft, die dann zu diesem Mangel geführt hat.

Die Richtlinie 2005/36/EG regelt die Anerkennung beruflicher Qualifikationen für den Fall der Niederlassung in einem anderen Mitgliedstaat und soll die grenzüberschreitende Erbringung von Dienstleistungen in einem anderen Mitgliedstaat als dem Niederlassungsstaat erleichtern. Die Richtlinie verpflichtet die zuständigen Behörden des Aufnahme- und des Herkunftsmitgliedstaats zum Austausch von Informationen über etwaige Disziplinarmaßnahmen oder strafrechtliche Sanktionen bzw. sonstige schwerwiegende, genau bestimmte Sachverhalte. Abgesehen von diesem rechtlichen Rahmen sind auch Berufsorganisationen tätig geworden, etwa mit der Initiative „Health Professionals Crossing Borders" oder der Pilotinitiative „Heilberufsausweis". Beide sollen den Zugang zu Informationen in Fällen verbessern, in denen Zweifel an der beruflichen Zuverlässigkeit bestehen. Die Fortschritte dieser Initiativen müssen weiter beobachtet werden. Quelle: Kommission der Europäischen Gemeinschaften – Grünbuch über Arbeitskräfte des Gesundheitswesens in Europa, S. 16.

2 Deutsche Ärzte auf dem Weg ins Ausland

Vorbemerkungen

Unabhängig von der Lage auf dem nationalen deutschen Arbeitsmarkt entdecken immer mehr Medizinstudenten, Ärzte in der Weiterbildung, sowie auch Fachärzte die Vorzüge einer vorübergehenden Tätigkeit im Ausland, wo sie häufig wesentlich praxisbezogener arbeiten können. Auch die Motivation, in medizinisch unterversorgten Entwicklungsländern praktische Hilfe zu leisten, spielt eine Rolle. Die Erfahrungen, die deutsche Ärzte im Ausland – gleichgültig ob in den USA oder in Afrika – sammeln, kommen letztlich wieder der medizinischen Versorgung in Deutschland zugute. Dies kann sowohl durch wissenschaftliche Erkenntnisse wie auch durch die außerhalb Deutschlands in sozialen und kulturellen Fragen erworbene Kompetenz geschehen. Ein reger internationaler Austausch der Medizin und der Mediziner ist insofern in jedem Fall begrüßenswert.

In den neunziger Jahren des vergangenen Jahrhunderts war der Berufseinstieg für viele junge Ärzte schwierig geworden. Die Arbeitslosigkeit stieg, die Perspektiven in Deutschland – sowohl im klinischen wie im niedergelassenen Bereich – waren mit vielen negativen Vorzeichen belegt. Diese Rahmenbedingungen hatten seinerzeit mit dazu beigetragen, das Interesse für eine Weiterbildung oder eine fachärztliche Tätigkeit im Ausland zu wecken. Heute hat sich das Blatt gewendet. Vor allem die berufsständischen Organisationen der Ärzteschaft, aber auch die Kliniken sprechen zunehmend von einem Ärztemangel. Die aktuellen Arbeitsmarktdaten bieten ein Bild lupenreiner Vollbeschäftigung, das vor 10 bis 15 Jahren niemand für möglich gehalten hätte. Noch bis zum Beginn dieses Jahrzehnts war selbst die deutsche Arbeitsverwaltung aktiv an Werbemaßnahmen vor allem skandinavischer Länder zur Anwerbung deutscher Ärzte beteiligt, bis allen Beteiligten dämmerte, dass sich zumindest in der Zukunft möglicherweise eine Mangelsituation in Deutschland abzeichnen könnte.

Der Weg ins Ausland ist nicht immer ganz einfach, denn neben ausreichenden Kenntnissen der jeweiligen Landessprache werden – insbesondere in den außereuropäischen Ländern – zusätzliche Prüfungen verlangt. Eine Ausnahme bilden lediglich die Mitgliedsstaaten der Europäischen Union. Innerhalb der Europäischen Union regelt die Europäische Richtlinie 2005/36/EG die gegenseitige Anerkennung der Ausbildungsnachweise für die ärztliche Grundausbildung sowie die Ausbildungsnachweise für den Facharzt.

Die Suche nach Stellenangeboten im Ausland kann bereits von Deutschland aus auf den Internetportalen der Bundesagentur für Arbeit bzw. des Internationalen Service der BA beginnen. Auf der Internetseite der Auslandsvermittlung der Bundesagentur für Arbeit bzw. der Zentralen Auslands- und Fachvermittlung (ZAV) *www.ba-auslandsvermittlung.de* werden Erstinformationen über Arbeits- und Bildungsmärkte (Ausbildung, Studium, Jobs, Praktika, Arbeiten und Weiterbildung) im Ausland zur Verfügung gestellt. Hier findet man vor allem allgemeine Informationen zum Leben und Arbeiten im Ausland. Konkrete Stellenangebote im Ausland kann man über die Jobbörse der Bundesagentur für Arbeit und – soweit es europäische Länder betrifft – über das EURES-Portal suchen und finden.

Die Ausgangssituationen in den beschriebenen Ziellländern und die daraus resultierenden Möglichkeiten und Chancen werden hier in tabellarischer Form aktuell zusammengestellt. Begonnen wird mit denjenigen Ländern, in denen deutsche Ärzte derzeit relativ gute, zum Teil sogar sehr gute Chancen haben, eine Stelle zu finden. Daran anschließend werden auch Länder erwähnt, die zwar sehr nachgefragt sind, wo aber die Vermittlungsaussichten eher gering einzuschätzen sind. Auf weitere Informationsquellen wird jeweils am Ende eines jeden Kapitels hingewiesen.

Eine aktuelle Abfrage im EURES-Netzwerk im Sommer 2009 nach Stellenangeboten außerhalb Deutschlands für Ärzte ergab das in dem folgenden Diagramm dargestellte Ergebnis. Auffällig ist dabei der hohe Anteil der Positionen in Tschechien. Wie im Einleitungskapitel bei der vergleichenden Gehaltsdarstellung gezeigt, ist das Arztgehalt in Tschechien aber so niedrig, dass ein längerer Wechsel dorthin wohl nur in den seltensten Fällen in Betracht kommt.

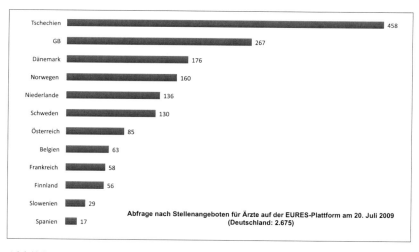

Abbildung 9: Stellenangebote im Eures-Netzwerk – Top 12 Länder

3 Länderinformationen

3.1 Australien

So wirbt die australische Regierung für eine Tätigkeit ausländischer Ärzte in Australien:

„Australien hat eine einmalige Stellung in der Welt. Vor allem hat Australien eines der besten Gesundheitssysteme der Welt. Mit einer hervorragenden Balance zwischen öffentlichem Gesundheitswesen (Medicare) und einem florierenden privaten Gesundheitssektor, hat Australien etwas erreicht, was andere erst erreichen müssen – Qualität, eine umfassende Gesundheitsfürsorge und Wahlmöglichkeiten für alle Australier.

Für Ärzte ist die Vielfalt der Arbeitsmöglichkeiten und Arbeitsorte unübertroffen. Von großen Lehrkrankenhäusern über private Kliniken in einer großen Variationsbreite geografischer Möglichkeiten und verschiedenen Lebensstilen, bis hin zur Elite des Royal Flying Doctor Service, der hochwertige medizinische Dienstleistungen zur Verfügung stellt und zu Tätigkeiten in abgelegenen Gegenden: die Auswahlmöglichkeiten sind fantastisch!"

Nach einer euphorischen Aufzählug weiterer großartiger Vorteile, die das Leben in Australien nach Auffassung der regierungsamtlichen Werbeseite bieten, mündet die Werbung fast selbstverständlich in die Frage: „When all of these things are taken into consideration, from the incredible lifestyle choices and world-class services and facilities, through to the excellent career opportunities, perhaps the better question is, 'Why wouldn't you choose Australia?!!"

(Quelle: http://www.doctorconnect.gov.au/internet/otd/Publishing.nsf/Content/splashpage)

Gesundheitssystem und ärztliche Versorgung

Medicare ist Australiens allgemeines öffentliches Gesundheitssystem.

Auch die WHO lobt das australische Gesundheitssystem: „Das australische Gesundheitssystem ist Welt-Klasse sowohl in Effektivität als auch Effizienz: Australien gehört durchweg zu den Ländern mit den besten Ergebnissen bezüglich einer langen gesunden Lebenserwartung und der Ausgaben für das Gesundheitswesen pro Person, (World Health Organization 2003).

Australier haben nach Aussagen des australischen Gesundheitsministeriums einen erschwinglichen Zugang zu einer breiten Palette von qualitativ hochwertigen Dienstleistungen, die entweder kostenlos oder von der Regierung bezuschusst sind. Niedergelassene Ärzte sind weitgehend frei, zu bestimmen, welche bezuschussten Leistungen sie erbringen und bei den Gebühren, die sie den Patienten in Rechnung stellen.

Vor allem in ländlichen Gebieten gibt es einen Mangel sowohl an Hausärzten als auch an Fachärzten jeglicher Ausrichtung.

Die Ärzteschaft in Australien im Jahr 2006:

Medical labour force	63.688
Employed in medicine	62.425
Looking for work in medicine	283
Employed elsewhere	63
Not employed	220
On extended leave	980
Not in the medical labour force	8.052
Working in medicine overseas	3.063
Not looking for work in medicine	4.989
Employed elsewhere (not in medicine)	735
Not employed	2.529
Retired	1.725

Quelle: Medical labour force 2006 (Quelle:http://www.aihw.gov.au/publications/hwl/mlf06/mlf06.pdf)

Arbeitslosigkeit von Ärzten ist in Australien angesichts von nur 283 Arbeitsuchenden – ähnlich wie in Deutschland – kein Thema.

Gute Englischkenntnisse sind unabdingbare Voraussetzung. Diese werden in der Regel durch erfolgreiche Teilnahme an Sprachtests, in der Regel der IELTS-Test, nachgewiesen.

Ableistung von Famulaturen und PJ

Famulaturen und Teile des PJ können evtl. im Rahmen des sog. einjährigen Working Holiday-Visums zumindest teilweise abgeleistet werden. Dabei muss allerdings spätestens nach sechs Wochen der Arbeitgeber gewechselt werden.

An den akademischen Lehrkrankenhäusern in Australien müssen in der Regel unterschiedlich hohe Gebühren gezahlt werden (ca. 600 – 800 AUD für vier Wochen), was angesichts vielfältiger „teaching programs" verschmerzbar erscheint.

Der Bewerbungsprozess mit allen Unterlagen sollte spätestens sechs Monate vor dem geplanten Einsatz erfolgen – zusammen mit der „Application Form", dem Lebenslauf und einem Anschreiben an das Dekanat (Dean's Letter) an den zuständigen „elective officer".

In einer australischen Großsstadt wie z.B. Sydney, muss man für einen Aufenthalt als Famulus/Famula ungefähr die folgenden Kosten einplanen:

Flug:		ca. 1.200,00 EUR
Visum:		80,00 EUR
Studiengebühren (abhängig vom Krankenhaus):	650 AUD/Monat	383,50 EUR
Unterkunft:	120-150 AUD/Woche	70,80-88,50 EUR

Umgerechnet in EUR unter Berücksichtigung von zusätzlich wenigstens 1.000 EUR für Lebensunterhalt käme für eine vierwöchige Famulatur ein Betrag von insgesamt rund 3.000 EUR zusammen.

Die Bundesvereinigung der Medizinstudierenden in Deutschland (bvmd) vermittelt gegen eine Gebühr Famulaturen weltweit. Für Studierende, die auf eigene Faust Stellen für die Famulatur suchen wollen, stellt der bvmd auf seiner Seite eine Liste mit geeigneten Hochschulkliniken weltweit zur Verfügung (http://bvmd.de/ausland/scope/krankenhaeuser/)

Für Auslandsaufenthalte zu Studiumszwecken außerhalb Europas, sowie in der Türkei und in Island stellt der Deutsche Akademische Austauschdienst (DAAD) eine begrenzte Anzahl an Fahrtkosten-Zuschüssen zur Verfügung. Diese können ausschließlich über die bvmd beantragt werden.

Vor Antritt eines PJ muss man sich unbedingt beim zuständigen Landesprüfungsamt rückversichern, dass das Angebot der ausgesuchten Hochschulklinik auch anerkannt wird. Die Suche nach entsprechenden Einrichtungen kann auch über die o.g. Liste erfolgen.

Leistet man ein ganzes oder halbes PJ-Tertial im Ausland (ausgenommen EU-Länder, Schweiz, Norwegen, Liechtenstein) ab, so kann man sich für einen Fahrtkostenzuschuss des DAAD bewerben. Der Zuschuss liegt hier je nach Land zwischen 101 und 708 EUR. Vermittelt und vergeben wird der Fahrtkostenzuschuss für Mediziner ausschließlich durch die Bundesvereinigung der Medizinstudierenden in Deutschland (bvmd). In den letzten Jahren haben über 80 % der Bewerber diesen Zuschuss erhalten.

Anerkennung von in Australien durchgeführten Weiterbildungsabschnitten in Deutschland

Zuständig für Anerkennungsfragen sind grundsätzlich die Landesärztekammern.

Es sind gemäß der Weiterbildungsordnung nur jene Weiterbildungs- bzw. Tätigkeitsabschnitte anrechnungsfähig, die mindestens 6 Monate in einer Einrichtung ausgeübt worden sind (Ausnahme in der Allgemeinmedizin: Anrechenbare Zeiten können teilweise bereits ab 3 Monaten angerechnet werden). Darüber hinaus ist es zwingend notwendig, dass der zur Weiterbildung befugte leitende Arzt ein eingehendes und detailliertes Zeugnis über die Tätigkeiten ausstellt, welche in dem betreffenden Zeitraum dem Assistenzarzt vermittelt wurden. Soweit es sich um eine Facharzt-Weiterbildung, einen Schwerpunkt oder einer Zusatz-Weiterbildung gehandelt hat, in welchem nach deutschem Weiterbildungsrecht Leistungsverzeichnisse erbracht werden müssen, wie beispielsweise eine bestimmte Anzahl an Operationen oder endoskopische Untersuchungen oder Geburten usw., ist hierüber eine Zusammenstellung einzureichen (vgl. BÄK).

Soziale Sicherheit (Renten-, Kranken-, Arbeitslosen- und Unfallversicherung)

Das australische Sozialsystem ist steuerfinanziert. Besondere Sozialversicherungsbeiträge entfallen. Allerdings erwirbt man das Recht, Sozialleistungen in Anspruch zu nehmen, erst nach zwei Jahren, in denen man mit einer Daueraufenthaltsgenehmigung in Australien gelebt haben muss. Nur unter dieser Voraussetzung gibt es Ansprüche auf Beihilfen wie Arbeitslosenhilfe, Wohngeld, Kinder- oder Alleinerziehungsgeld und alle Arten von Renten.

Aufenthaltsrecht – Zulassung als Arzt

Als Tourist ist es grundsätzlich nicht gestattet, in Australien zu arbeiten. Als unterste Stufe für einen Arbeitsaufenthalt kann das sogenannte **„Working Holiday-Visum"** gelten, mit dem man maximal für ein Jahr einreisen kann. In dieser Zeit kann man jede Arbeit annehmen. Die Dauer der jeweiligen Beschäftigung bei einem Arbeitgeber darf jedoch sechs Wochen nicht überschreiten. Danach muss man sich einen neuen Arbeitgeber suchen. Dieses Visum können allerdings nur jüngere Menschen im Alter zwischen 18 und 30 Jahren erhalten.

Fachkräfte können befristet bis zu vier Jahre in Australien arbeiten oder dauerhaft einwandern. Für die Ausstellung eines Visums, das zur Arbeitsaufnahme berechtigt, müssen etliche Grundvoraussetzungen erfüllt sein – angefangen vom Sprachtest bis hin zur Berufsanerkennung. Die Australische Botschaft in Berlin bietet unter www.germany.embassy.gov.au (Visa und Einwanderung) eine Liste der anerkannten Berufe sowie der gesuchten Arbeitskräfte an. Hier findet man auch weiterführende Informationen.

Für eine Arbeitsaufnahme zwischen drei Monaten und 4 Jahren ist entweder das sogenannte **„Temporary Business (Long Stay) – Standard Business Sponsorship"** notwendig, das vom potenziellen Arbeitgeber beantragt wird oder der/die Einreisewillige beantragt das Visum selbst **(Professionals and other Skilled Migrants)**. In beiden Fällen muss man über eine in Australien gesuchte Qualifikation verfügen (Näheres über http://www.immi.gov.au/skilled/skilled-workers/sbs/).

Beschäftigungsmöglichkeiten für einzelne Arzt- bzw. Facharztgruppen

In Australien sind so gut wie alle Facharztgruppen sehr willkommen, wenn auch die Zulassungsverfahren zum Überspringen sehr hoher bürokratischer Hürden zwingen.

Die unten beschriebenen Zulassungsbedingungen sind allgemeiner Natur. Daneben gibt es Unterschiede zwischen Assistenzärzten (hospital non-specialists) und Fachärzten (specialists).

Für einen längeren Aufenthalt (**General skilled migration**), ggfs. auch Einwanderung ist die genannte Liste mit den gesuchten Qualifikationen ausschlaggebend. Bei den Ärzten werden hier rund 15 Arztgruppen benannt. Sie gehören zu den am meisten gesuchten Berufsgruppen in Australien.

Berufe	Zuständige Behörde
Medical Practitioner – Anaesthetist	State/Territory Medical Board
Medical Practitioner – Dermatologist	State/Territory Medical Board
Medical Practitioner – Emergency Medicine Specialist	State/Territory Medical Board
Medical Practitioner – General Medical Practitioner	State/Territory Medical Board
Medical Practitioner – Obstetrician and Gynaecologist	State/Territory Medical Board
Medical Practitioner – Ophthalmologist	State/Territory Medical Board
Medical Practitioner – Paediatrician	State/Territory Medical Board

3.1 Australien

Berufe	Zuständige Behörde
Medical Practitioner – Pathologist	State/Territory Medical Board
Medical Practitioner – Psychiatrist	State/Territory Medical Board
Medical Practitioner – Radiologist	State/Territory Medical Board
Medical Practitioner – Specialist Medical Practitioners (nec)	State/Territory Medical Board
Medical Practitioner – Specialist Physician	State/Territory Medical Board
Medical Practitioner – Surgeon	State/Territory Medical Board
Medical Scientist	AIMS
Medical Scientist (Medical Physicist)	ACPSEM

Die Aufnahme des "Medical Practitioner – Specialist Medical Practitioners" in die Liste öffnet den Zugang im Grunde genommen für alle Facharztgruppen.

Die australische Regierung hat ein spezielles Informationspaket für Ärzte zusammengestellt: http://www.doctorconnect.gov.au/internet/otd/Publishing.nsf/Content/work-General-guide

Um eine Zulassung als Arzt in Australien zu erhalten, muss ein im Ausland ausgebildeter Arzt zunächst seine Englischkenntnisse in einem Test nachweisen. Normalerweise sollte das der IELTS-Test („International English Language Testing System") sein, den man in Deutschland in den folgenden Städten ablegen kann: Berlin, Bremen, Dortmund, Düsseldorf, Frankfurt am Main, Freiburg, Hamburg, Hannover, Köln, Leipzig, Mannheim, München und Stuttgart. Es müssen dabei in den verschiedenen Testbereichen des Academic Tests jeweils mindestens 7 Punkte (bei einer Skala von 0 – 9) erreicht werden.

Volle Zulassung als Arzt:

Im Ausland ausgebildete Ärzte müssen das AMC (Australian Medical Council) Examen absolviert haben. Außerdem müssen sie Nachweise über Englischkenntnisse erbringen und nachweisen, dass sie den vom jeweiligen medizinischen Fachgebiet vorgeschriebenen Zeitraum einer unter Anleitung stattgefundener medizinischen Tätigkeit absolviert haben. Außerdem müssen alle Gesundheits- und Persönlichkeitsüberprüfungen erfolgreich verlaufen sein. Die AMC-Examina können auch im Ausland abgelegt werden. Standorte in Europa sind u.a. Frankfurt, Paris, Athen, London und Madrid.

Die meisten Overseas Trained Doctors (OTD's) erhalten eine **bedingte** Zulassung, wenn sie ihre Arbeit in Australien aufnehmen. Das bedeutet im Allgemeinen, dass die OTD's ihre Arbeit in einer Region mit einem akuten Mangel an bestimmten Arztgruppen besteht. (Area of Need = AON). In diesen Fällen erfolgt die Zulassung fachspezifisch bzw. ortsgebunden. Hat man die Zulassung für eine bestimmte Position erhalten, ist es nicht möglich, die Stelle ohne erneute Registrierung und die Medicare Provider Nummer (MPN) zu wechseln. Von der Art der MPN hängt es ab, ob man etwa nur abhängig in einem begrenzten Fachgebiet arbeiten darf oder ob z.b. auch die Behandlung von Privatpatienten erlaubt ist.

Bevor man als Arzt in einem australischen Krankenhaus arbeiten kann, muss man sich einem differenzierten Überprüfungsprozess unterziehen. Dabei wird sowohl die formale Qualifikation, Ausbildungsnachweise und die Klinische Erfahrung und Kompetenz überprüft.

Sind die Berechtigungsnachweise einmal durch die Klinik akzeptiert, erhalten die Ärzte im Allgemeinen die Erlaubnis, spezifische Dienstleistungen an den jeweiligen Kliniken zu erbringen. Diese Dienstleistungen können sich auch auf notfallmedizinische Maßnahmen, die Betreuung der Krankenhauspatienten aber auch uU auf andere Bereiche wie Anästhesiologie, Chirurgie oder Geburtshilfe erstrecken.

In jedem Fall ist es äußerst wichtig, die Bedingungen der örtlichen und regionalen Medical Boards zu prüfen, weil die Zulassungsbedingungen von Staat zu Staat innerhalb Australiens erheblich voneinander abweichen können.

Für alle weiteren Fragen, die in jedem Einzelfall anders gelagert sein können, gibt es vor allem konkrete Antworten auf den vom australischen Gesundheitsministerium speziell für Ärzte eingerichteten Seiten zum Aufenthalts- und Arbeitsrecht für ausländische Ärzte (http://www.doctorconnect.gov.au/)

Im Vorfeld sind natürlich auch Kontakte zur australischen Botschaft von zentraler Bedeutung.

Arbeitszeiten und Verdienst

Die tatsächliche Arbeitszeit von Ärzten in Kliniken betrug 2006 im Durchschnitt 43,6 Stunden – die tarifliche Arbeitszeit liegt bei 38 Stunden.

3.1 Australien

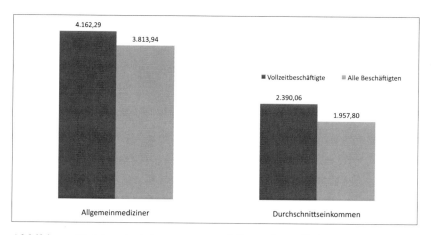

Abbildung 10: Monatseinkommen von Allgemeinmedizinern in Australien (vor Steuern) im Vergleich mit Durchschnittseinkommen – 2009

Diagramm: Manfred Bausch; Quelle: Eigene Berechnungen und http://joboutlook.gov.au

Die von der australischen Regierung veröffentlichten wöchentlichen Einkommen in AUD sind hier in Monatseinkommen umgerechnet worden. Hier wurden die Einkommen von Allgemeinmedizinern und Hausärzten (ohne Differenzierung zwischen Selbstständigen und Angestellten) den Einkünften von Durchschnittsverdienern gegenübergestellt. Dabei wurde das Einkommen Vollzeitbeschäftigter mit dem Durchschnitt aller Beschäftigten verglichen. Im Vergleich zu Deutschland sind die Gehälter – trotz wesentlich geringerer Steuern und Sozialabgaben nicht übermäßig hoch.

Der durchschnittliche Urlaubsanspruch in Australien beträgt vier Wochen.

Vermittlungsmöglichkeiten

Das australische Gesundheitsministerium hat eine Reihe von Verträgen mit einigen Ärzte-Vermittlungsagenturen, die entsprechend qualifizierte im Ausland ausgebildete Ärzte, die Positionen als General Practitioners (Hausärzte) oder als Fachärzte in Australien suchen, beraten und vermitteln (Recruitment and Consulting Services Association).

Nützliche Adressen und Links

Erste Informationsquelle – die australische Botschaft in Berlin: http://www.germany.embassy.gov.au/beln/work_457.html

www.immi.gov.au – für alle Fragen der Einwanderung nach Australien

Informationspaket der australischen Regierung für Ärzte: http://www.doctorconnect.gov.au/internet/otd/Publishing.nsf/Content/work-Generalguide

Vermittlungsagenturen: Recruitment and Consulting Services Association

Vermittlung von Famulaturen

http://bvmd.de/ausland/

Viele gute und nützliche Tipps für ausländische Ärzte, die in Australien vorübergehend oder dauerhaft arbeiten möchten http://www.overseasdoctors.health.wa.gov.au/home/index.cfm

3.2 Dänemark

In Stellenanzeigen für Ärzte in Dänemark wird oft das positive Lebensgefühl und Aspekte der work-life-balance besonders herausgestellt.

Eine typische Annonce beinhaltet häufig Passagen wie diese: „Haben Sie Lust auf etwas Neues, möchten Sie das Tempo herabsetzen, mehr Zeit für die Familie haben, wünschen Sie gute Schulen und Kinderbetreuung? Dann sollten Sie vielleicht nach Dänemark ziehen! Dänische Ärztepraxen sind von hoher Fachlichkeit, guten Arbeitsverhältnissen und hoch qualifizierten Kollegen wie Krankenpflegern/-innen und Ärztesekretären/-innen gekennzeichnet. Wir bieten Ihnen eine 14-monatige Einführungs- und Evaluierungsanstellung an. Die Anstellung fängt mit einem 2-monatigen Intensiv-Sprachkurs an, wonach Sie langsam in die Praxisarbeit eingeführt werden. Der Sprachunterricht wird fortgesetzt, bis Sie ein angemessenes Niveau erreicht haben. Während der Anstellung sind Ihnen der Praxistutor und die Ausbildungsberater behilflich."

In Dänemark sind die Lebenshaltungskosten um rund ein Viertel höher als in Deutschland. Kopenhagen ist eine der teuersten Städte der Welt. Kleinere Städte und ländliche Gegenden sind wesentlich preiswerter. Der Arbeitsmarkt befindet sich in bester Verfassung. Dänemark hat die höchste Erwerbsquote innerhalb der EU (77,4 %) und die niedrigste Arbeitslosenquote (2,7 % im April 2008). Quelle: Mobil in Europa – Ausbildung – Studium – Beruf, Dänemark, Hg. Von der Zentralen Auslands- und Fachvermittlung der Bundesagentur für Arbeit.

Gesundheitssystem und ärztliche Versorgung

Die ärztliche Versorgung in Dänemark wird über Steuermittel finanziert und kann überwiegend kostenlos in Anspruch genommen werden. In Dänemark gibt es nur eine staatliche Krankenversicherung, allerdings gibt es zwei Arten der Mitgliedschaft. 98 % sind in der ersten Kategorie versichert (Stand: 1999), die auf dem Hausarztmodell basiert. Für Mitglieder dieser Versicherungsgruppe ist die ambulante Versorgung kostenfrei. Abgesehen von HNO-, Augen- und Zahnarztbesuchen benötigen die Versicherten eine Überweisung ihres Hausarztes, wenn sie einen Facharzt aufsuchen wollen. Rund 90 % der Patienten werden abschließend von ihrem Hausarzt behandelt, die verbleibenden 10 % an einen Spezialisten oder eine Klinik überwiesen.

Die zweite Art einer Mitgliedschaft, die eine freie Arztwahl ermöglicht und keine Überweisung des Hausarztes voraussetzt, wird von 2 % der Dänen wahrgenommen. Die niedergelassenen Ärzte müssen sich bei der Behandlung dieser Patientengruppe jedoch nicht an die Tarifordnung halten und können höhere Tarife vereinbaren. Die Differenz muss von den Versicherten beglichen werden.

Rund 50 % der dänischen Ärzte arbeiten selbständig. Die meisten sind Allgemeinmediziner, nur 10 % sind Fachärzte. Ähnlich wie in Deutschland dürfen Ärzte sich nicht uneingeschränkt niederlassen. Die Möglichkeit der Niederlassung im Rahmen der staatlichen Krankenversicherung ist abhängig von einer Mindestzahl potentieller Patienten.

Krankenhausärzte sind öffentlich Bedienstete des staatlichen Gesundheitswesens. Die Bezirke sind für die Finanzierung, Planung und Überwachung der Kliniken zuständig und geben den Krankenhäusern prospektive Budgets vor. Die Leistungen der öffentlichen Kliniken sind kostenlos.

Das dänische Außenministerium hat wegen des andauernden latenten Ärztemangels in verschiedenen Fachrichtungen und Regionen für ausländische Ärzte ein Werbefaltblatt herausgegeben. Darin werden neben dem hohen wissenschaftlichen und technischen Standard vor allem die flachen Hierarchien herausgestellt, die sehr schnell zu eigenverantwortlicher ärztlicher Tätigkeit führen sollen.

Besonders dringender Bedarf wird dabei an Ärzten der folgenden Fachrichtungen gesehen: Radiologie, Pathologie, Nuklearmedizin, Pädiatrie, Psychiatrie, Augenheilkunde, Allgemeinmedizin, Otologie (Ohrenheilkunde), Onkologie, Chirurgie, Innere Medizin und Anästhesiologie.

Quelle: http://www.ambwien.um.dk/NR/rdonlyres/9F875E92-81DC-4622-9C07-674C8B32D3ED/0/arzteng.pdf

Sprachanforderungen

Für eine längere oder sogar dauerhafte Beschäftigung als Arzt in Dänemark sind gute dänische Sprachkenntnisse eine der Grundvoraussetzungen. Die Sprachkurse werden von den dänischen Arbeitgebern bezahlt und in Dänemark durchgeführt, wobei parallel bereits in Krankenhäusern in Teilzeitbeschäftigung gearbeitet wird. Für kürzere Aufenthalte im Rahmen von Famulaturen oder PJ reichen auch gute Englischkenntnisse, da fast alle Dänen gut Englisch sprechen; viele können auch etwas Deutsch. Dennoch stößt es auf Sympathie, wenn man auch als Famulus ein paar Grundkenntnisse vorweisen kann.

Berufliche Möglichkeiten für Deutsche Mediziner

Famulaturen und PJ

Die Bundesvereinigung der Medizinstudierenden in Deutschland (bvmd) vermittelt gegen eine Gebühr Famulaturen weltweit. Für Studierende, die auf eigene Faust Stellen für die Famulatur suchen wollen, stellt der bvmd auf seiner Seite eine Liste mit geeigneten Hochschulkliniken weltweit zur Verfügung (http://bvmd.de/ausland/scope/krankenhaeuser/).

Vor Antritt eines PJ muss man sich unbedingt beim zuständigen Landesprüfungsamt rückversichern, dass das Angebot der ausgesuchten Hochschulklinik auch anerkannt wird. Die Suche nach entsprechenden Einrichtungen kann auch über die o.g. Liste erfolgen.

Weiterbildungsmöglichkeiten für Assistenzärzte und Anerkennung in Deutschland

Der Weg zur Anerkennung als Facharzt – Vergleich zwischen Dänemark und Deutschland

	Dänemark	Deutschland
Introduktion zum Facharzt	Die Introduktion zum FA ist eine einjährige Ausbildungsstelle (Introduktions-stilling), für die man sich nach der Approbation bewerben kann	In Deutschland gibt es eine solche Stelle nicht
Weiterbildung	Die anschließende Weiterbildung zum FA dauert 4 – 5 Jahre	In Deutschland dauert die Weiterbildung zum FA auch mindestens 4 – 5 Jahre
Facharztanerkennung	Die Anerkennung zum FA erhält man vom Gesundheitsamt (Sundhedsstyrelsen)	Die Anerkennung zum Facharzt erhält man von der Ärztekammer.

Quelle: Institut Nord

Für Dänemark gilt die Richtlinie 2005/36/EG des Europäischen Parlaments und des Rates vom 7. September 2005 über die Anerkennung von Berufsqualifikationen (Amtsblatt der Europäischen Union vom 30. September 2005).

Insofern gilt auch für Dänemark § 18, Abs. 1 der (Muster-)Weiterbildungsordnung der Bundesärztekammer: „Wer als Staatsangehöriger eines Mitgliedstaates der Europäischen Union oder eines anderen Vertragsstaates des Abkommens über den Europäischen Wirtschaftsraum einen Ausbildungsnachweis für eine Weiterbildung besitzt, der nach der Richtlinie 2005/36/EG des Europäischen Parlaments und des Rates vom 7. September 2005 über die Anerkennung von Berufsqualifikationen oder nach dem Abkommen über den Europäischen Wirtschaftsraum gegenseitig anerkannt wird, erhält auf Antrag das Recht zum Führen einer dieser Weiterbildungsordnung entsprechenden Bezeichnung."

Beschäftigungsmöglichkeiten für einzelne Arzt- bzw. Facharztgruppen

Eine gezielte Suche nach Ärzten über das Eures-Portal (http://ec.europa.eu/eures/) am 16. Juli 2009 ergab 190 Stellenangebote für Ärzte. Darunter waren auch 35 Angebote für den Beginn einer Weiterbildung (Introduktionsstilling).

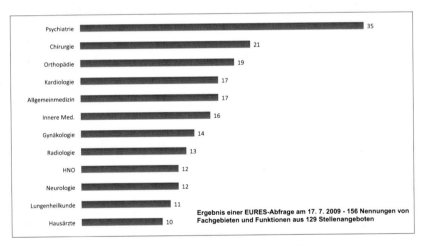

Abbildung 11: Stellenangebote in Dänemark – Top 12 Fachgebiete

Wie die Auswertung zeigt, werden überwiegend ausgebildete Fachärzte gesucht.

Soziale Sicherheit (Renten-, Kranken-, Arbeitslosen- und Unfallversicherung)

Für gesetzlich Krankenversicherte reicht die Vorlage der europäischen Krankenversicherungskarte aus, um sich im europäischen Ausland bei einem Unfall oder einer akuten Erkrankung medizinisch behandeln zu lassen. Die Europäische Krankenversicherungskarte ist in allen EU-Staaten sowie in Norwegen, Island, Liechtenstein und in der Schweiz gültig. Privat Versicherte sollten mit ihrer Krankenkasse vor Reiseantritt eine private Auslandskrankenversicherung abschließen, die dann in der Regel zwölf Monate gültig ist und mit einem Einmalbetrag abgegolten wird.

Für die Renten- bzw. Sozialversicherung gilt, dass man immer in dem Land sozialversichert ist, in dem man eine Beschäftigung oder Erwerbstätigkeit ausübt.

In Dänemark wird die Rente, Frührente (folkepension, førtidspension) staatlich über die Steuern finanziert. Das Recht auf Rente (Pension) sowie deren Höhe hängt nicht von der Höhe oder der Dauer des früheren Einkommens ab, sondern von der Wohnzeit in Dänemark. Die Arbeitslosenversicherung in Dänemark beruht auf freiwilliger Basis.

Aufenthaltsrecht

EU-Bürger können mit einem gültigen Personalausweis oder Reisepass nach Dänemark einreisen. Als Tourist kann sich jeder EU-Bürger drei Monate lang in Dänemark aufhalten, ohne sich anmelden zu müssen. Arbeitssuchende EU-Bürger können einreisen und sich insgesamt sechs Monate zum Zweck der Arbeitssuche aufhalten (drei Monate plus drei zusätzliche Monate, falls sie Arbeit suchen).

Für einen längeren Aufenthalt ist eine Aufenthaltserlaubnis (opholdstilladelse) erforderlich, die in der Regel bei Vorliegen einer Erwerbstätigkeit bewilligt wird. Ist der Beschäftigungszeitraum beim gleichen Arbeitgeber länger als ein Jahr, wird die Aufenthaltsbescheinigung für fünf Jahre ausgestellt.

Arbeitsrecht und Verdienst

Beschäftigungsverhältnisse in Dänemark sind durch Tarifverträge geregelt. Die vorgeschriebene wöchentliche Arbeitszeit beträgt 37 Stunden. Der Urlaubsanspruch beträgt 25 Tage im Jahr. Es gibt in Dänemark keinen allgemeinen Kündigungsschutz, sondern unterschiedliche Regelungen für die verschiedenen Gruppen von Beschäftigten und für die jeweiligen Tarifabkommen. Das heißt, dass die Kündigungsfristen und der Kündigungsschutz im jeweiligen Tarifvertrag festgeschrieben werden und damit auch in den Zuständigkeitsbereich der Gewerkschaften fallen.

Durchschnittliches Monatsgehalt für alle Ärzte: 6.600 EUR

Beispiel für die Gehaltsabrechnung eines 50-jährigen Oberarztes:

Grundentgelt	48.825 DKK	(6.560 EUR)
Qualifikationszulage	16.173 DKK	(2.173 EUR)
Pensionsfähige Zulage	8.581 DKK	(1.152 EUR)
Überstunden (15 Stunden à 701,- DKK)	10.515 DKK	(1.412 EUR)
Insgesamt	84.094 DKK	(11.299 EUR)

Zusatzrentenversicherung für Arbeitnehmer (C-Regelung) - 49 DKK

Arbeitsmarktabgabe 8 % von 84.045 DKK − 6.724 DKK

Steuern 25 % von 77.321 DKK - 19.330 DKK

Ausgezahlt	**57.991 DKK**	**(7.791 EUR)**

Quelle: http://www.workindenmark.dk/ – Stand Juli 2009

Für Junior-Ärzte (Afdelingslæger = Assistenzärzte) beträgt das Grundgehalt 47.928 DKK (6.439 EUR) im Monat. Trotz der grundsätzlich geltenden 37-Stunden-Woche gibt es keine wirkliche Begrenzung der wöchentlichen Arbeitszeit für Klinikärzte. Für Überstunden und Bereitschaftsdienste gibt es Zuschläge.

Die Tarifverträge für Ärzte in Dänemark sind auf den Seiten der dänischen Ärzteschaft – http://www.Læger.dk – einzusehen.

Bewerbungsverfahren

Die Jobsuche in Dänemark unterscheidet sich nicht wesentlich von der Jobsuche in anderen Ländern. Man hat die Möglichkeit, seinen Lebenslauf in einer Datenbank hochladen, entweder im offiziellen Jobportal der dänischen Arbeitsverwaltung http://www.workindenmark.dk/ oder bei einem privaten Jobportal. Die Bewerbung sollte in Dänisch oder Englisch verfasst werden.

Die Bewerbungen in Dänemark sind meistens viel kürzer als in Deutschland. Kopien von Diplomen und Zeugnissen werden normalerweise nur im öffentlichen Sektor verlangt. Bewerbungsfotos gehören nicht zu den Unterlagen. Ein Lebenslauf für eine Bewerbung in Dänemark sollte nicht länger als zwei Seiten im A4-Format sein. Es werden nur die für die Stelle relevanten Dokumente erwartet. Schul- und Universitätszeugnisse werden nur von Berufseinsteigern verlangt. Die Erwähnung sozialen und ehrenamtlichen Engagements ist ebenso wie Sport und Hobbies meist vorteilhaft.

Das Anschreiben muss genau auf die angestrebte Position ausgerichtet sein. In Dänemark hat sich im Wesentlichen die Online-Bewerbung durchgesetzt.

3.2 Dänemark

(vgl.: http://www.bewerbung.de/ab-ins-ausland-bewerben-in-daenemark/)

Nützliche Adressen und Links

Gesundheitsministerium
Slotsholmsgade 10-12
1216 Copenhagen K
Tel: +45 72 26 90 00
Fax: +45 72 26 90 01
Web site: www.sum.dk

Nationales Gesundheitsamt
Islands Brygge 67
P.O. Box 1881
2300 Copenhagen S
Tel: +45 72 22 74 00
Fax: +45 72 22 74 11
Web site: www.sst.dk

Das Nationale Gesundheitsamt unterstützt das Gesundheitsministerium und andere Behörden durch professionelle Beratung zu Gesundheitsfragen. Zusätzlich hat das Nationale Gesundheitsamt eine Reihe administrativer Aufgaben im Bereich von Supervision und Überwachung.

Soialversicherung:
http://www.dss.dk/

Die Seiten der dänischen Ärzteschaft:
http://www.Læger.dk

Vermittlungsagenturen und Internetportale für Ärztinnen und Ärzte und Studierende:

http://www.grith-tschorn.dk/
www.medjobs-dk.de
Scandinavian Employment Agency Ltd: http://www.skandinavien-personal.de/
Vermittlungsagentur für Ärzte nach Dänemark in Deutschland: http://www.institutnord.de/

Stellensuche im EURES-Portal: http://ec.europa.eu/eures/

Vermittlung von Famulaturen durch die Bundesvereinigung der Medizinstudierenden: http://bvmd.de/

Weltweite Liste von Universitätskliniken und Lehrkrankenhäusern, die für Famulatur und PJ in Frage kommen: http://bvmd.de/ausland/scope/krankenhaeuser/

Aktualität wird allerdings nicht garantiert.

Dänische Arbeitsverwaltung:

http://www.jobnet.dk/; http://www.workindenmark.dk/

Allgemeine Informationen für Arbeitnehmer in Dänemark

Bundesagentur für Arbeit: Mobil in Europa – Dänemark; kostenloser Download unter: www.ba-bestellservice.de

Leben und Arbeiten in Dänemark: http://www.eures-kompas.eu/KOMPAS/Deutsch/DE1_Danemark/

Statistik: http://www.dst.dk/

3.3 Frankreich

„Wer seine praktischen Fähigkeiten ausbauen, sein Französisch aufpolieren und eine kollegiale und sehr studentenfreundliche Atmosphäre für eine Auslandsfamulatur sucht, dem sei eine Famulatur (in Frankreich) wärmstens zu empfehlen."

So lautet eine typische Rückmeldung zu einer Famulatur an einer französischen Klinik. Es gibt kaum Schilderungen, über in Frankreich abgeleistete Famulaturen, die überwiegend negativ sind.

Schwierig ist der Zugang zur Weiterbildung in Frankreich, da es dort inzwischen ein zentralistisch geregeltes Verfahren gibt, das eine Teilnahme ausländischer Bewerber erschwert. Bedarf besteht vor allem an Fachärzten verschiedenster Fachrichtungen, denn auch in Frankreich herrscht latenter Ärztemangel.

Gesundheitssystem und ärztliche Versorgung

Frankreich verfügt über ein pluralistisches Gesundheitssystem, da private und öffentliche Strukturen nebeneinander existieren. Die Patienten wählen ihren Hausarzt und haben freien Zugang zu den verschiedenen Arten von Krankenhäusern. Die ambulante Versorgung wird mehrheitlich von den Hausärzten, Krankenpflegern, Zahnärzten usw. gewährleistet, die eine freiberufliche Tätigkeit ausüben.

Das französische Krankenhaussystem setzt sich aus öffentlichen und privaten Einrichtungen zusammen:

- Die öffentlichen Einrichtungen umfassen die regionalen Krankenhauszentren und die lokalen Krankenhauszentren. Die 29 regionalen Krankenhauszentren – darunter 27 Universitätskrankenhäuser mit Schwergewicht auf der medizinischen Ausbildung und Forschung – übernehmen die hoch spezialisierten Behandlungen, wohingegen die lokalen Krankenhauszentren für die gängigen Krankheiten zuständig sind.

- Die privaten Einrichtungen mit Erwerbscharakter und die privaten Einrichtungen ohne Erwerbscharakter. Die Einrichtungen ohne Erwerbscharakter werden wie die öffentlichen Einrichtungen verwaltet und sind mit der Wahrnehmung der gleichen öffentlichen Dienstleistungen betraut.

Die Krankenversicherung bietet allen Franzosen unabhängig von ihren Einkünften einen gleichen Zugang zur medizinischen Versorgung. Die Krankenversicherung, die zur Unterscheidung von den Zusatzversicherungen auch als Pflichtversicherung bezeichnet wird, umfasst mehrere Systeme:

- das allgemeine System, unter das der überwiegende Teil der Versicherten fällt, darunter die Arbeitnehmer und Rentner des Privatsektors; seit der Einführung der universellen Krankheitsfürsorge im Jahr 1999 werden auch alle sozial benachteiligte Personen in dieses System einbezogen;
- die Sondersysteme für bestimmte Berufsgruppen wie Landwirte oder Handwerker;
- ca. einhundert spezielle Systeme, denen insbesondere die Beamten, bestimmte Arbeitnehmer des öffentlichen Sektors und die Geistlichen angehören.

In Frankreich gab es am 1. Januar 2008 laut Französischer Ärztekammer 215.028 berufstätige Ärzte (s. Abb.). Neuere Zahlen liegen nicht vor. Ihnen standen 40.000 nicht oder nicht mehr berufstätige Ärzte gegenüber.

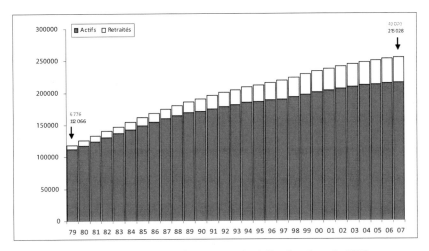

Abbildung 12: Effectifs des médecins inscrits à l'ordre depuis 1979

Quelle: Atlas de la démographie médicale en France –
http://www.web.ordre.medecin.fr/demographie/atlas2008.pdf

Auch in Frankreich wird seitens der Nationalen Ärztekammer – ähnlich wie in Deutschland – die Überalterung der berufstätigen Mediziner beklagt:

„L'âge moyen des médecins en activité est de 49,3 ans (respectivement 47 ans pour les femmes et 51 ans pour les hommes). Le rétrécissement à la base de la pyramide des âges des médecins en activité traduit un vieillissement marqué de la population médicale. À la lecture du graphique ci-dessous, on note que les effectifs des médecins de moins de 40 ans sont inférieurs à celui des 50 ans. Ce vieillissement accru du corps médical peut poser problèmes dans certaines spécialités."

3.3 Frankreich

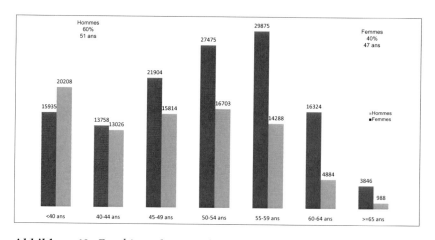

Abbildung 13: Graphique des âges des 215.028 médicins en activité totale

Allerdings wird hier nicht zwischen Klinikärzten und Vertragsärzten unterschieden.

Zum Vergleich: In Deutschland beträgt das Durchschnittsalter von Klinikärzten 41 Jahre und das von Vertragsärzten 51 Jahre – die Werte zeigen ebenfalls eine leicht steigende Tendenz. Bei den jüngeren Medizinern unter 40 Jahren sind in Frankreich inzwischen die Frauen – wie in Deutschland – deutlich in der Mehrzahl (56 %).

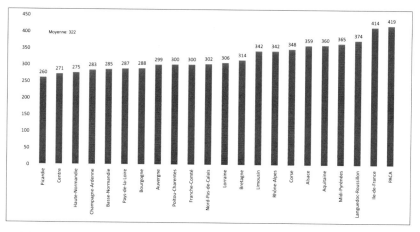

Abbildung 14: Densité des médecins généralistes et spécialistes en activité totale

Quelle: Atlas de la démographie médicale en France –
http://www.web.ordre.medecin.fr/demographie/atlas2008.pdf

Nach Regionen gegliedert gab es im Mutterland (ohne außereuropäische Gebiete) mit 260 Medizinern pro 100.000 Einwohnern die geringste Arztdichte in der Picardie und in der Region Centre (271) und die größte in der Region Provence-Alpes-Côte d'Azur (419), gefolgt von der Île-de-France mit Paris (414). Die durchschnittliche Dichte lag bei 322. Damit liegt die Ärztedichte in Frankreich deutlich unter der in Deutschland. Hier gab es 389 Ärzte auf 100.000 Einwohner.

Von den 215.028 berufstätigen Ärzten (Frauenanteil: 40 %) in Frankreich waren 2008

– 94.855 ausschließlich selbständig

– 82.540 ausschließlich angestellt, darunter 67,8 % Klinikärzte

– 20.163 in Mischformen von angestellt und freiberuflich tätig,

– 16.162 hatten ihren Status nicht erklärt,

– 1.308 Ärzte waren in anderen Bereichen beschäftigt (catégorie „divers").

Die Zahl der Neuregistrierungen von niedergelassenen Ärzten hat in den vergangenen Jahren stetig abgenommen. War die Zahl der neu eingetragenen selbständigen Ärzte im Jahr 1997 noch ebenso groß wie die hinzugekommenen angestellten Ärzte (jeweils rund 2.500), wurden im Jahr 2007 nur noch 1.734 neu registrierte selbständige Ärzte gezählt aber 6.290 angestellte Ärzte.

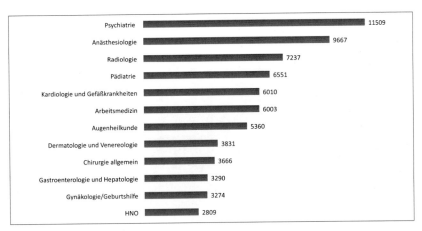

Abbildung 15: Fachgebiete mit den meisten berufstätigen Ärzten in Frankreich 2007

Diagramm: Manfred Bausch; Quelle: ATLAS DE LA DEMOGRAPHIE MEDICALE EN FRANCE

In dem obigen Diagramm ist die Verteilung der französischen Mediziner nach den 12 häufigsten Fachgebieten dargestellt. Hinzu kommen noch rund 99.000 so genannte Généralistes (Allgemeinmediziner).

Sprachanforderungen

Ohne sehr gute französische Sprachkenntnisse ist eine Tätigkeit in Frankreich nicht möglich.

Famulaturen und PJ

Wer eine Famulatur oder ein PJ-Tertial in Frankreich anstrebt, sollte einen guten Grundwortschatz in Französisch besitzen. Denn mit Englisch kommt man selten weiter.

Über Universitäten auf eigene Faust einen Famulaturplatz zu bekommen, ist bei der ausgeprägten französischen Bürokratie sehr schwierig. Für eine Famulatur ist allerdings keine Bestätigung der Universitätsverwaltung notwendig, es reicht ein Schreiben vom Chefarzt der Universitätsklinik, an der man sich beworben hat. Dadurch kann man die Hürden der Bürokratie weitestgehend umgehen. (vgl.: http://www.thieme.de/viamedici/laender/frankreich/famulatur_paris.html)

Die Bundesvereinigung der Medizinstudierenden in Deutschland (bvmd) vermittelt gegen eine Gebühr Famulaturen weltweit. Für Studierende, die auf eigene Faust Stellen für die Famulatur suchen wollen, stellt der bvmd auf seiner Seite eine Liste mit geeigneten Hochschulkliniken in aller Welt zur Verfügung, ohne jedoch in jedem Fall für die Aktualität garantieren zu können. (http://bvmd.de/ausland/scope/krankenhaeuser/)

Berichte zu Famulaturen in Frankreich findet man außerdem unter:

http://www.stethosglobe.de/ausland/fam/?land=Frankreich.

In Frankreich kennt man das Praktische Jahr (PJ) nicht. Man wird als deutscher PJ'ler zu den so genannten Externes gerechnet, die sich im vierten Studienjahr befinden.

Spätestens ein halbes Jahr vor Beginn des PJ-Abschnitts sollte man mit Bewerbungsbemühungen über die Chefärzte der in Betracht kommenden Universitätskliniken beginnen. Unter Umständen reicht hierfür schon eine E-Mail. Mit der hoffentlich bald erfolgenden Zusage wendet man sich an die Hochschulverwaltung, die nach Vorliegen aller Unterlagen („Dean´s letter" sowie eine private wie berufliche Haftpflichtversicherung) das offizielle Einladungsschreiben erstellt. Am Ende des Aufenthaltes müssen die abgeleisteten Inhalte noch vom zuständigen Hochschulsekretariat unter Verwendung der Formulare der deutschen Landesprüfungsämter bestätigt werden. vgl.: http://www.stethosglobe.de/ausland/pj/chir_f_11-2008_lj.php)

Diejenigen, die Famulaturen oder PJ in Frankreich abgeleistet haben, äußern sich überwiegend sehr positiv über die Akzeptanz und Hilfsbereitschaft der Ärzte auf allen Hierarchieebenen. Sehr wichtig ist es in dieser Phase schon, dass man gute Französischkenntnisse mitbringt, möglichst auch Grundkenntnisse der Fachterminologie hat. Mit Englisch, so ist die allgemeine Erfahrung, kommt man jedenfalls nicht sehr weit.

Weiterbildungsmöglichkeiten für Assistenzärzte

Seit 2005 ist die Allgemeinmedizin als fachärztliche Ausbildung eingerichtet, zuvor war die Allgemeinmedizin quasi die Basisausbildung für alle anderen Weiterbildungen. Um in eine Facharztausbildung zu gelangen, muss man an einem landesweiten Auswahlverfahren (concours de spécialité) teilnehmen. Die Resultate dieser Prüfung werden über das ganze Land einheitlich bewertet. Der Beste darf nun als Erster Institution und Weiterbildungsgebiet wählen. (vgl. u.a. „Als Praxisvertreter nach Frankreich" von Dr. med. Wolfgang B. Lindemann – http://www.thieme.de/viamedici/laender/frankreich/praxis_vertretung.html)

Das anschließende DES (diplôme d'études spécialisées) in Hausarztmedizin dauert z.B. sechs Semester mit theoretischem Unterricht und Praktika. In diesen drei Jahren genießen die Assistenzärzte eine systematische berufliche Ausbildung, die sich auf Lernen an realen Situationen stützt. So sollen die für den Beruf des Hausarztes notwendigen Kompetenzen erworben werden.

Ärzte aus EU-Ländern können sich nur im letzten Jahr vor der 3. Staatsprüfung (2. Staatsexamen nach der neuen AppO) zum Concours anmelden und dürfen ihn dann nur im Jahr ihrer 3. Staatsprüfung absolvieren. Dadurch sind die Hürden für Ärzte aus der EU für den Zutritt zu einer Weiterbildung sehr hoch gelegt. Aus diesem Grund ist es auch eher selten, dass deutsche Mediziner die fachärztliche Weiterbildung in Frankreich durchführen können.

Zwischen Frankreich und Deutschland bestehen im Bereich des Medizinstudiums und der Facharztausbildung trotz vieler Gemeinsamkeiten im Detail noch so große Unterschiede, dass ein Wechsel von Deutschland nach Frankreich trotz europäischer Richtlinien und Übereinkünften zu einem bürokratischen Hindernislauf werden kann. Jeder Abschnitt der Weiterbildung in Frankreich muss deshalb akribisch dokumentiert werden, damit es später in Deutschland keine Probleme bei der Anerkennung durch die Landesärztekammern gibt. Denn die gegenseitige automatische Weiterbildungsanerkennung ist EU-weit noch nicht geregelt.

Weitere Informationen zum Auswahlverfahren erhält man unter:

DRASS- Ile de France
(für Nordfrankreich)
Concours de l'internat en médecine
Tel: 0033 1 44842222
Fax: 0033 1 42068110

DRASS-Aquitaine
(für Südfrankreich)
Concours de L'internat en médecine
Tel : 0033 5 57019646
Fax: 0033 5 57019683

Als Alternative zum «concours» besteht für Ärzte aus der europäischen Union nur so genannte FFI-Stellen zu besetzen. Diese, als Faisant Fonction Interne genannten Stellen wurden von französischen Internes nicht besetzt und stehen deshalb für ausländische Ärzte zur Verfügung. Nähere Informationen sind bei der zuständigen Landesärztekammer erhältlich, insbesondere, ob diese Stelle für die Weiterbildung in Deutschland anerkannt werden kann.

Auch als Facharzt kann man erst einmal nur für 6-12 Monate befristet arbeiten (eine Verlängerung ist möglich). Um eine unbefristete Stelle zu bekommen, muss sich der Facharzt dem „Concours National des Practiciens Hospitaliers (CNPH) unterziehen.

Für einen Posten an Privatkliniken ist das jedoch nicht erforderlich (Infos unter www.ifrhos.com)

Beschäftigungsmöglichkeiten für einzelne Arzt- bzw. Facharztgruppen

Laut einer Statistik der Nationalen Französischen Ärztekammer gab es Ende 2007 732 berufstätige deutsche Mediziner in Frankreich. Sie stellten nach Belgien und Algerien damit das drittgrößte Kontingent an Ausländern. Insgesamt gab es zu diesem Zeitpunkt rund 8.000 ausländische Ärzte und damit – auch anteilig deutlich weniger als in Deutschland. (http://www.web.ordre.medecin.fr/demographie/etude40-1.pdf)

Im Allgemeinen verbringen junge französische Allgemeinmediziner nach dem Abschluss der Weiterbildungszeit vor der eigenen Niederlassung eine Zeit als Vertreter, remplaçant. Man verdient dabei gut und lernt viel. Einige verbringen Jahre als Vertreter, im Extremfall das ganze Leben. Nach Möglichkeit vertritt man immer dieselben 3- 4 Niedergelassenen und handelt mit ihnen die Termine zu Jahresbeginn oder einige Monate im voraus aus, meist für die Schulferien und einige Wochenenden, oft auch regelmäßig einen Tag pro Woche. Die meisten Vertretungen dauern ein oder zwei Wochen.

Um in Frankreich als Facharzt zugelassen zu werden, ist unter anderem ein Facharztzeugnis mit EU-Vermerk laut Richtlinie 2005/36/EG zwingend nötig. Dieses muss bei der regionalen Ärztekammer (Conseil de l'Ordre des médecins) eingereicht werden, die dann über die Approbation entscheidet. Die Conseils de l'Ordre sind auf der Ebene der Départements organisiert.

Wie die auf Fachärzte spezialisierte Personalvermittlung Nachtwey International auf ihrer Homepage (http://facharzt-frankreich.site.voila.fr/) mitteilt, gibt es in Frankreich vor allem hervorragende Chancen für Anästhesisten, Nephrologen, Kardiologen, Gynäkologen- Geburtshelfer und Radiologen.

Soziale Sicherheit (Renten-, Kranken-, Arbeitslosen- und Unfallversicherung)

Die Einkommensteuer bei Einkünften aus nicht selbstständiger Arbeit wird nicht im Lohnsteuerabzugsverfahren erhoben. Der Steuerpflichtige muss seine Steuern selbst bis zum 31. März des folgenden Kalenderjahres endgültig erklären. Die Steuern werden veranlagt und müssen bezahlt werden per Abschlagszahlung jeweils zum 15. Februar, 15. Mai und zu einem dritten, von der Steuerverwaltung festgelegten Termin („tiers provisionnel"). Die Arbeitgeber sind verpflichtet, dem Finanzamt die gezahlten Löhne und Gehälter jährlich mitzuteilen.

Die Krankenversicherung umfasst vier große Sparten. Die Wichtigste ist das **régime général,** das den abhängig Beschäftigten aus den Bereichen Industrie, Handel und Dienstleistungen sowie Beschäftigten aus ähnlichen Beschäftigungsverhältnissen Versicherungsschutz bietet. 80 % der Bevölkerung, d.h. 47 Millionen Personen sind bei diesem Träger versichert, der so den Grundstein der sozialen Absicherung in Frankreich bildet. Der Bereich Krankenversicherung des régime général ist kein Teil der öffentlichen Verwaltung, sondern ein Teil einer autonomen, dezentralisierten Körperschaft, die den Auftrag eines öffentlichen Dienstes erfüllt. Die Krankenversicherung deckt die finanziellen Risiken Krankheit, Mutterschaft, Invalidität und Tod ab. Im Rahmen einer separaten Verwaltung bietet sie ebenfalls finanziellen Schutz bei Arbeitsunfällen und Berufskrankheiten. Sie wird verwaltet von der Caisse nationale de l'assurance maladie des travailleurs salariés (CNAMTS). Hinzu kommen spezielle Versicherungen für die Landwirtschaft, für Selbständige und für weitere besondere Personengruppen.

Die Arbeitslosenversicherung wird durch die Beiträge der Arbeitgeber und Arbeitnehmer finanziert. Diese Pflichtbeiträge werden direkt vom Gehalt einbehalten. Die Höhe der Beiträge wird von den Sozialpartnern festgelegt und der Kostenentwicklung angepasst.

Die Beitragssätze betragen zur Zeit:
- Insgesamt : 6,40 %
- davon Arbeitgeberbeiträge : 4,00 %
- davon Arbeitnehmerbeiträge : 2,40 %

Aufenthaltsrecht

EU-Bürger können mit einem gültigen Personalausweis oder Reisepass nach Frankreich einreisen. Als Tourist kann sich jeder EU-Bürger drei Monate lang in Frankreich aufhalten, ohne sich anmelden zu müssen. Arbeitnehmer aus den EU-Staaten können mit gültigem Personalausweis einreisen und vor Ablauf von drei Monaten für sich und ihre Familienangehörigen eine Aufenthaltsgenehmigung beantragen, die in der Regel fünf Jahre Gültigkeit hat. Den Antrag stellt man bei der für Ihren Wohnsitz zuständigen Präfektur (Polizeikommissariat) oder beim Gemeindeamt. Dort legt man einen gültigen Personalausweis und eine Bescheinigung des Arbeitgebers vor. Wenn man noch keine Arbeit hat, kann man sich zum Zweck der Arbeitssuche drei Monate in Frankreich aufhalten.

Arbeitszeiten / Verdienst

Im Vergleich zu Deutschland sind die Arbeitsbedingungen in Frankreich zumeist sehr attraktiv: So gelten 35 Stunden pro Woche plus Dienste (max. 48 Std pro Woche) als normale Arbeitszeiten. Es werden sechs Wochen Urlaub gewährt und die Krankenhäuser garantieren zusätzlich vier Wochen als Freizeitausgleich für eventuelle Überstunden.

Mittleres Einkommen : Médecins salariés (Angestellte Ärzte) 3.270 EUR

Quelle: Institut National de la Statistique et des Études Économiques

Für Fachärzte wird eine monatliche Nettovergütung von ca. 5.000 EUR referiert. (vgl.: http://facharzt-frankreich.site.voila.fr/)

Eine Durchsicht aktueller Stellenangebote im Eures-Netzwerk ergibt für Fachärzte – je nach Fachrichtung mittlere monatliche Bruttogehälter von 5.500 bis 8.500 EUR (vgl.: http://ec.europa.eu/eures/).

Nützliche Adressen und Links

Für die Stellensuche ist das Online-Angebot der französischen Arbeitsverwaltungen hilfreich: http://www.anpe.fr/ und http://www.apec.fr/ (für Führungskräfte). Darüber hinaus gibt es eine Vielzahl von Jobbörsen: www.abg.asso.fr und www.cadremploi.fr (Akademiker); www.academicjobseu.com

(Akademiker innerhalb der EU); Der Stellenteil in den großen Tageszeitungen Le Monde (www.lemonde.fr) und Le Figaro (www.lefigaro.fr) ist eine weitere Quelle für die Jobsuche. Dies gilt ebenso für Regionalzeitungen (zum Beispiel La Voix du Nord, Quest-France, Midi Libre, Le Dauphinée Libéré, le Progrès de Lyon, Les Dernières Nouvelles d'Alsace, L'Est Républicain) und Wochenzeitungen wie L'Express (Stellen für Manager), Le Point, L'Expansion, Le Nouvel Economiste, Courrier Cadres, Les Echos und L'Usine Nouvelle.

Für Stellensuche als Arzt allgemein und Praxisvertretungen:
http://www.media-sante.com/
http://www.remplacement-medical.com/
http://www.solumed.org/
http://ec.europa.eu/eures/

Allgemeine Informationen zum Gesundheitswesen:
www.sante.gouv.fr

Rechtliche Aspekte des Gesundheitswesens: Haute Autorité de Santé: http://www.has-sante.fr/
Sicherheit und Produktbewertung im Gesundheitswesen: L'Agence française de sécurité sanitaire des produits de santé: http://www.afssaps.fr/
Die nationale französische Ärztekammer: http://www.conseil-national.medecin.fr/

Arbeitsvermittlungen in Frankreich:
ANPE – Nationales französisches Arbeitsamt
Datenbank für Arbeitssuchende
APEC – Arbeitsvermittlung für Spezialisten und Führungskräfte
Arbeitsvermittlung für Berufseinsteiger

Private Arbeitsvermittlungen (Frankreich und Überseegebiete)
http://facharzt-frankreich.site.voila.fr/

www.optioncarriere.com
www.net-work.fr
www.atoutjob.com
www.cadreonline.com
www.domtomjob.com

Sprachliche Vorbereitung – Fachterminologie:
„Le Français médical" von Ulrike Stömmer
An einigen deutschen Universitäten werden hierzu auch entsprechende Sprachkurse angeboten, z.B.:
http://sprachausbildung.tu-dresden.de/templates/tyModulDetail.php?modul_id=892&topic=spa_kursangebot&sprache=20
oder: http://www.ma.uni-heidelberg.de/studium/aktuelles/archiv/Sprachkurs.pdf

3.4 Großbritannien

In der öffentlichen Wahrnehmung ist Großbritannien einerseits ein Land mit einer großen Kontinuität und einem ausgeprägten Konservatismus, soweit es die Monarchie, das britische Oberhaus oder bestimmte parlamentarische Gepflogenheiten angeht. Andererseits ist es in den letzten 20 Jahren von beispiellosen sozialen und wirtschaftlichen Veränderungen geprägt; dazu gehören Deregulierungen und Privatisierungen in vielen Bereichen. Unterdessen hat sich das Land – vor allem mit seinem Finanzzentrum London – zu einem internationalen Dienstleistungszentrum entwickelt, das offensichtlich nur vorübergehend Schaden genommen hat. Jahrelang war die Insel, nicht zuletzt auch aufgrund vorangegangener Reformen geprägt von einem erheblichen Mangel an Personal im Gesundheitswesen, insbesondere auch an Ärzten. Viele Deutsche haben als Studierende, in der Weiterbildung und als Fachärzte diesen Mangel genutzt, um ihren Horizont zu erweitern. Durch die Neuordnung und starke Reglementierung der medizinischen Aus- und Weiterbildung in Großbritannien seit 2005 sind die Beschäftigungsmöglichkeiten vor allem für Assistenzärzte stark zurückgegangen. Auch im fachärztlichen Bereich zeichnet sich ein deutlich zurückgehender Bedarf ab. Eines haben die Erfahrungen derjenigen, die einige Wochen oder aber auch Jahre in Großbritannien verbracht haben gemein: Alle preisen die Gastfreundschaft der Bevölkerung auf der einen Seite und den Teamgeist an der Arbeitsstelle. Andererseits haben sich einige überzogene Vorstellungen von traumhaften Gehältern und besonders niedrigen bürokratischen Hürden als realitätsfern erwiesen.

Gesundheitssystem und ärztliche Versorgung

Trotz gewaltiger Anstrengungen liegt Großbritannien beim Anteil der Ausgaben für Gesundheit am Sozialprodukt deutlich unter dem Durchschnitt der OECD-Staaten. Auch die Ärztedichte liegt mit 2,5 berufstätigen Ärzten auf 1.000 Einwohner unter dem OECD-Durchschnitt von 3,1 (Erhebung: OECD Health Data 2009, June 2009, Daten aus 2007). Dennoch ist der Bedarf an zusätzlichem ärztlichen Personal in den vergangenen Jahren deutlich zurückgegangen.

Jeder in Großbritannien hat Anspruch auf kostenlose Gesundheitsfürsorge, sei es eine Notfallbehandlung oder eine laufende Behandlung.

Für Dienstleistungen der öffentlichen Gesundheitsfürsorge ist das Nationale Gesundheitswesen – National Health Service (NHS) – zuständig. Das NHS ist verantwortlich für die Bereitstellung von Krankenhäusern, Ärzten, Zahnärzten, Apothekern, Optikern und Krankenwagen.

Der NHS ist eine staatliche Einrichtung, die unter direkter Regierungsverantwortung steht. Er ist den vier Gesundheitsministerien des Königreiches

(England, Schottland, Wales, Nordirland) unterstellt und wird von einem eigenen Beamtenapparat, der NHS-Exekutive (NHSE), geführt. Die NHSE wiederum hat in England acht regionale Stellen (Regional Offices), die eine wichtige Position zwischen der untersten Ebene und der Zentrale einnehmen. Sie sind beispielsweise für die Implementierung nationaler gesundheitspolitischer Beschlüsse auf regionaler Ebene zuständig. Unterhalb der Regional Offices befinden sich die lokalen Health Authorities (HA), die für die operative Gesundheitsverwaltung eigentlich zuständigen Behörden. Die HA erhalten vom NHS ein Budget, das sich an der Zahl der zu versorgenden Einwohner orientiert.

Folgende Personen erhalten kostenlose und subventionierte medizinische Basisversorgung durch das NHS:

Britische Staatsbürger, die in Großbritannien leben, jede Person, die seit dem vorangegangenen Jahr in Großbritannien ansässig ist, EU-Bürger, Studenten, die an Studiengängen teilnehmen, die länger als sechs Monate dauern, jede Person mit einer Arbeitserlaubnis für Großbritannien und Bürger aus Ländern, die gegenseitige Gesundheitsabkommen mit Großbritannien abgeschlossen haben.

Im National Health Service gibt es keine niedergelassenen Fachärzte; üblicherweise sind sie als Consultants, d.h. als Teamchefs an den Kliniken tätig. Dagegen praktizieren die General Practitioners (GP) selbstständig, zunehmend in Praxisgemeinschaften. Sie sind in der Regel die erste Anlaufstelle für Patienten. Die GP's sind bei der zuständigen regionalen Zulassungsbehörde, der sog. lokalen Health Authority (HA) als Vertragspartner eingetragen.

Sprachanforderungen

Um in Großbritannien arbeiten zu können, ist es zwingend erforderlich fließend Englisch in Wort und Schrift zu beherrschen. In diesem Zusammenhang ist eine vorherige Famulatur empfehlenswert, um auch die medizinische Fachterminologie wenigstens ansatzweise kennen- und verstehen zu lernen.

Famulaturen und PJ

Die Bundesvereinigung der Medizinstudierenden in Deutschland (bvmd) vermittelt gegen eine Gebühr Famulaturen weltweit. Für Studierende, die auf eigene Faust Stellen für die Famulatur suchen wollen, stellt der bvmd auf seiner Seite eine Liste mit geeigneten Hochschulkliniken weltweit zur Verfügung (http://bvmd.de/ausland/scope/krankenhaeuser/).

Potenzielle Famulanten können sich auch direkt bewerben, und zwar entweder an Medical Schools oder an Lehrkrankenhäusern (Teaching Hospitals). Auch bei „normalen" Krankenhäusern (District Hospitals) kann man sich bewerben. Da Krankenhäuser Bewerber nur entsprechend ihrer Betreuungskapazitäten aufnehmen können, empfiehlt es sich, Bewerbungen frühzeitig (mindestens sechs Monate vor Antritt der Famulatur) abzuschicken. Voraussetzungen für eine Famulatur sind sehr gute englische Sprachkenntnisse. Darüber hinaus empfiehlt es sich, für die jeweilige Fachdisziplin gut vorbereitet zu sein. Viele Krankenhäuser nehmen nur fortgeschrittene Studenten.

Einen vergleichbaren Ausbildungsabschnitt wie das Praktische Jahr gibt es in Großbritannien nicht. Bei der Planung eines PJ sollte man sich deshalb auf jeden Fall mit dem zuständigen Landesprüfungsamt eng abstimmen, damit anschließend eine Anerkennung erfolgen kann. Bewerbungen sind an den Head of Department der entsprechenden Fachabteilung des Krankenhauses oder an den Dean einer Medical School zu richten.

Weiterbildungsmöglichkeiten für Assistenzärzte

In der nachfolgenden Darstellung wird der Ausbildungsweg von Ärzten nach Beendigung des Studiums dargestellt. 2005 wurde die Aus- und Weiterbildung reformiert, deshalb ist auch der Weg vor der Reform dargestellt, um Veränderungen zu verdeutlichen.

NHS Medical Career Grades			
	Old system	New system (Modernising Medical Careers)	
Year 1:	Pre-registration house officer (PRHO): 1 year	Foundation House Officer – 2 years	
Year 2:	Senior house officer (SHO) a minimum of 2 years, although often more		
Year 3:			
Year 4:		GP registrar: 1 year	Specialty Registrar (StR) in a hospital speciality 6 years	Specialty Registrar (StR) in general practice: 3 years
Year 5:	Specialist registrar: 4 to 6 years		
Years 6-8:		General practitioner total time in training: 4 years		General practitioner total time in training: 5 years
Year 9:	Consultant total time in training: minimum 7-9 years		Consultant total time in training: 8 years	
Optional	Training may be extended by pursuing medical research (usually 2-3 years), usually with clinical duties as well	Training may be extended by obtaining an Academic Clinical Fellowship for research.	

Beide *foundation years* nach der neuen Ausbildungsordnung bestehen aus jeweils drei viermonatigen Rotationen. Im ersten Jahr muss jeweils eine Rotation in Innerer Medizin, Chirurgie und einem Wahlfach absolviert werden. Im zweiten Jahr muss mindestens eine Rotation in einem Mangelfach und bzw. in der Allgemeinmedizin durchlaufen werden. Im zweiten Jahr besteht überdies die Möglichkeit, eine viermonatige Rotation in der Forschung zu verbringen. Das *Foundation Programme* soll jungen Ärzten die Möglichkeit geben, Erfahrungen in verschiedenen Fachrichtungen zu sammeln und diese besser kennen zu lernen, damit die Entscheidung für eine Spezialisierung fundiert gefällt werden kann. Überdies soll durch diese breite klinische Erfahrung eine gute Grundlage für die weitere ärztliche Tätigkeit gelegt werden. Die Bewerbung erfolgt einem nationalen Standard entsprechend über das Internet. Hierfür wird eine besondere Plattform, der *Medical Training Application Service* eingerichtet. Die Bewertung erfolgt anhand eines Punktesystems. Entsprechend der vergebenen Punkte wird eine Rangliste der Bewerber erstellt.

Im Anschluss an das *Foundation Programme* beginnt die Facharztweiterbildung. Die Weiterbildung führt entweder zum Specialist oder zum General Practitioner. Die Weiterbildung soll durchgängig und strukturiert erfolgen. Die Stellen in diesem neuen Programm entsprechen den bisherigen Stellen als Senior House Officer, Registrar und Special Registrar.

Für die eigentliche Facharztweiterbildung bewirbt man sich wie beim Foundation Programme mit Hilfe der Internetplattform und standardisierten Bewerbungsunterlagen. Dies wird ergänzt durch ein strukturiertes Bewerbungsgespräch. Ist die Bewerbung erfolgreich verlaufen, erfolgt eine Anstellung durch den Krankenhausträger. Wenn die Bewerbung für die Weiterbildung erfolglos war, kann man an einem sogenannten Fixed Term Specialist Training teilnehmen, das ebenfalls Inhalte der regulären ärztlichen Weiterbildung enthält. Falls auch danach keine Weiterbildung möglich ist, bleibt eine langfristige Beschäftigung als Stations-/Krankenhausarzt.

Die Beschreibung dieser Situation lässt deutlich werden, dass es für ausländische Bewerber seither sehr schwierig ist, eine Weiterbildungsstelle in Großbritannien zu erhalten bzw. während der Weiterbildungszeit nach Großbritannien zu wechseln.

Weitere Informationen:
NHS Careers · PO Box 2311 · Bristol BS2 2ZX · Tel 0845 60 60 655
email advice@nhscareers.nhs.uk · www.nhscareers.nhs.uk
30k June09 · NHSBC04 June 2009

Beschäftigungsmöglichkeiten für einzelne Arzt- bzw. Facharztgruppen

Die Veränderungen in der Aus- und Weiterbildung haben keinen Einfluss auf die Anerkennung der Facharztqualifikation von EU-Bürgern. Gemäß Richtlinie 2005/36/EG können deutsche Ärzte bei Beachtung der entsprechenden Formalitäten ihren Beruf auch in Großbritannien ausüben. Um praktizieren zu können, ist es jedoch notwendig, sich bei der britischen Ärztekammer, dem General Medical Council, zu registrieren.

3.4 Großbritannien

Dafür müssen folgende Urkunden im Original und ggfs. in beglaubigter Übersetzung vorgelegt werden: Pass oder Personalausweis, Zeugnis des letzten Staatsexamens, die Approbationsurkunde und ein Nachweis über Englischkenntnisse, z.b. durch den IELTS (International English Language Testing System – Infos und Prüfung beim British Council, Internet: http://www.britishcouncil.de/d/english/ielts.htm)

Wenn die Approbation weniger als drei Monate zurückliegt, benötigt man zusätzlich ein Führungszeugnis der zuständigen Landesgesundheitsbehörde.

Das Migration Advisory Committee, der Beirat zu Fragen der Einwanderungspolitik in Großbritannien hat angesichts der Rezession in Großbritannien und der damit steil angestiegenen Arbeitslosenzahl im April 2009 einen Bericht zu den Konsequenzen für die Einwanderungspolitik herausgegeben. Dieser enthält u.a. eine Liste mit Mangelberufen, die im Falle von beabsichtigter Arbeitsaufnahme durch andere Personen als EU-Bürger mit diesen Qualifikationen positiv berücksichtigt werden.

Deutsche Ärzte sind natürlich nicht von der Einwanderungspolitik der britischen Regierung betroffen, da sie gemäß Richtlinie 2005/36/EG bei Beachtung der entsprechenden Formalitäten ihren Beruf auch in Großbritannien ausüben dürfen. Sie können sich aber insofern an dieser Liste orientieren, weil in den genannten Spezialisierungen ein Mangel an Ärzten herrscht und aus diesem Grund die Bewerbungschancen besonders gut sind.

Die folgenden Fachrichtungen werden in dieser Liste ausdrücklich genannt:

Audiological medicine, chemical pathology, clinical neurophysiology, clinical pharmacology and therapeutics, dermatology, genitourinary medicine, haematology, immunology, intensive care medicine, medical microbiology and virology, neurology, nuclear medicine, obstetrics and gynaecology, occupational medicine, paediatric surgery, paediatrics, plastic surgery and renal medicine, child and adolescent psychiatry, forensic psychiatry, general psychiatry, learning disabilities and old age psychiatry.

EU-Bürger können selbstverständlich weiterhin auch in allen anderen Fachrichtungen in Großbritannien tätig werden.

Die folgende Abbildung, die im Sommer 2009 nach einer Abfrage über das EURES-Jobportal am häufigsten von Arbeitgebern unterbreiteten Stellenangebote nach Weiterbildungsgebieten und Einsatzfeldern.

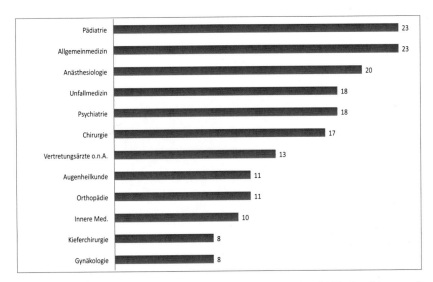

Abbildung 16: Stellenangebote in Großbritannien – Top 12 Fachgebiete und Einsatzfelder

Darüber hinaus ist es in Großbritannien möglich, Urlaubsvertretungen wahrzunehmen. Auch deutsche Ärzte in Weiterbildung können derartige Vertretungen durchführen. Auch hierfür ist eine temporäre Registrierung beim General Medical Council notwendig. Gelegentlich nehmen deutsche Ärzte auch Vertretungen an Wochenenden wahr. Diese Wochenenddienste werden vergleichsweise sehr gut vergütet.

Soziale Sicherheit (Renten-, Kranken-, Arbeitslosen- und Unfallversicherung)

Für deutsche Arbeitnehmer in einem EG-Land, die nicht länger als zwölf Monate beitragspflichtig tätig waren, gilt, dass der Zeitraum genau wie ein in Deutschland erbrachter berücksichtigt wird. Wer darüber hinaus beitragspflichtig gearbeitet hat, dessen Rente wird gemäß den verschiedenen Bedingungen der einzelnen EG-Länder getrennt berechnet und anteilig ausgezahlt. Die in einem Land der EG erbrachte Zeit wird dabei auf die Mindestbeitragszeit für einen Rentenanspruch in Deutschland angerechnet.

Bei Arbeitslosigkeit nach Rückkehr: Die beitragspflichtige Arbeitszeit in einem Land der EG kann mit einem so genannten E-301-Formular von der betreffenden Stadt oder Grafschaft in Großbritannien bestätigt werden. Vielerorts sind dafür die unemployment agencies zuständig. Der beitragspflichtige Zeitraum kann dann unter Umständen von der Leistungsabteilung der zuständigen deutschen Agentur für Arbeit für einen evtl. Bezug von Arbeitslosengeld anerkannt werden.

Aufenthaltsrecht

Für den Aufenthalt in Großbritannien benötigen EU-Bürger lediglich ein gültiges Personaldokument.

Arbeitsrecht / Verdienst

Das britische Arbeitsrecht gilt inzwischen als sehr flexibel und arbeitgeberfreundlich, die Ableistung (auch unbezahlter) Überstunden ist ebenso an der Tagesordnung wie kurze Kündigungsfristen. Als Arbeitnehmer in Großbritannien ist man, wie bereits erwähnt, automatisch (und kostenfrei) im steuerfinanzierten NHS versichert. Für viele Behandlungsarten und Medikamente müssen jedoch Zuzahlungen geleistet werden, deshalb ist der Abschluss einer privaten Zusatzversicherung ratsam.

Steuern und Abgaben sind in Großbritannien deutlich niedriger als in Deutschland, dafür sind die Lebenshaltungskosten höher.

Bei einer ärztlichen Tätigkeit in einem Krankenhaus des National Health Service ist man berufshaftpflichtversichert (Hospitals and Community Health Service Indemnity Scheme). Da es sich hierbei nur um eine grundlegende Absicherung handelt und außerdienstliche Tätigkeit damit nicht abgedeckt ist, wird eine zusätzliche Versicherung sehr empfohlen. In Deutschland abgeschlossene Versicherungen können dafür aber häufig auf Großbritannien ausgedehnt werden.

Assistenzärzte (Junior Doctors) bekommen ein Grundgehalt und darüber hinaus üblicherweise eine Zusatzvergütung, die von der über die Standardarbeitszeit hinaus geleistete Arbeit und von der Arbeitsintensität abhängt. Die Zusatzvergütung beträgt durchschnittlich 50 % der Grundvergütung. Das durchschnittliche Anfangsgehalt auf dieser Grundlage beträgt £ 33.285 (38.504 EUR). Im zweiten Jahr steigt es auf £ 41.285 (47.758 EUR) an. In der darauf folgenden Phase der speziellen Weiterbildung verdienen Ärzte zwischen £ 44.117 (51.034 EUR) und £ 69.369 (80.245 EUR).

Specialty doctor and associate specialist (2008) (SAS doctors)

Ärzte in der seit 2008 gültigen neuen Spezialisierungsphase (Weiterbildung) verdienen zwischen £ 36.443 (42.157 EUR) und £ 67.959 (78.614 EUR).

General Practitioners – Allgemeinmediziner/Hausärzte

Viele Allgemeinmediziner – General Practitioners (GPs) sind selbstständig tätig. Ihr Verdienst hängt von den Behandlungsmethoden und Dienstleistungen gegenüber ihren Patienten ab. Angestellte Allgemeinmediziner verdienen zwischen £ 53.000 (61.500 EUR) und £ 80.500 (93.000 EUR), u.a. abhängig von ihrer Arbeitszeit und ihrer Berufserfahrung.

Consultants – Ärzte mit abgeschlossener Facharztausbildung

Consultants können zwischen £ 74.504 (86.186 EUR) und £ 176.242 (203.875 EUR) verdienen. Das Gehalt variiert je nach Berufserfahrung und erbrachten Zusatzleistungen (Stand: April 2009)

Quelle: NHS Careers http://www.nhscareers.nhs.uk/details/Default.aspx?Id=553

Gesetzlich geregelte Urlaubsansprüche gibt es in Großbritannien nicht. In der Praxis beträgt der Urlaub zwischen drei und fünf Wochen.

Einige nützliche Links

Britische Ärztevereinigung: British Medical Association
http://www.bma.org.uk

Anglo-German Medical Society/Deutsch-Englische Ärztevereinigung
http://www.agms.net

Allgemeine Informationen zu Aus- und Weiterbildung in der Medizin in Großbritannien: http://www.britishcouncil.de/pdf/medizin.pdf

National Health Service: www.nhscareers.nhs.uk

Berufsorganisation der britischen Hausärzte: http://www.rcgp.org.uk/

Recruit4Health – Vermittlungsagentur für Ärzte: http://www.nhsr.co.uk/

Stellenanzeigen: British Medical Journal – http://www.bmj.com

Vermittlungsmöglichkeiten von Deutschland ins Ausland – Online:
http://ec.europa.eu/eures/

Zentrale Auslands- und Fachvermittlung
http://www.ba-auslandsvermittlung.de/

Für Stipendien: z.B. Deutscher Akademischer Austauschdienst
http://www.daad.de

3.4 Großbritannien

Interview United Kingdom

mit Dr. M.B., verheiratet, zwei Kinder, Niedergelassener Allgemeinmediziner in Nordengland – steht vor der Rückkehr nach Deutschland

Welche Motive waren ausschlaggebend für eine Tätigkeit im Ausland?

Ich war eigentlich schon seit meinem 14. Lebensjahr anglophil, ich habe sehr früh angefangen, Bücher in der Originalsprache zu lesen und habe später durch Ferienaufenthalte eine große Sympathie für Großbritannien entwickelt.

Als ich 1995/96 mit dem 3. Examen fertig war, war auch die Stellensituation in Deutschland nicht so günstig, auf der anderen Seite gab es in Großbritannien gute Möglichkeiten, so dass mir die Entscheidung damals nicht schwer fiel. Dadurch, dass ich auch bereits zwei Famulaturen in Großbritannien abgeleistet hatte, kannte ich mich auch schon ganz gut im britischen Gesundheitswesen aus.

Wie war Ihr persönlicher Weg zu einer Arbeitsstelle an einer britischen Klinik?

Ich bin damals – ich meine mich erinnern zu können, dass es über das Ärzteblatt war – auf eine Vermittlungsagentur gestoßen, die händeringend Ärzte für eine Tätigkeit in Großbritannien suchte

Was wäre heute der erste Schritt für den Weg nach Großbritannien?

Heute ist ganz allgemein die Situation viel schwieriger, es besteht kaum noch Bedarf an ausländischen Assistenzärzten. Um überhaupt hier Fuß zu fassen, würde ich den Rat geben, auf jeden Fall vorher ein oder zwei Famulaturen abzuleisten.

Wie gut müssen die Sprachkenntnisse sein?

Gute Sprachkenntnisse sind natürlich unerlässlich – irgendeine Art von proficiency test sollte vorher abgelegt werden. Auch in diesem Zusammenhang würde ich eine vorherige Famulatur empfehlen, um auch die medizinische Fachterminologie wenigstens ansatzweise kennen- und verstehen zu lernen. Im Übrigen gilt: Engländer sind in aller Regel sehr geduldig mit Ausländern, es macht also nicht wirklich etwas, wenn man nicht von Anfang an alles versteht.

Ist die in Deutschland absolvierte Ausbildung ohne Schwierigkeiten anerkannt worden?

Wenn man für alle Prüfungsleistungen ordentlich übersetzte und beglaubigte Dokumente mitbringt, gibt es normalerweise gar keine Probleme. Umgekehrt gibt es nach meiner Kenntnis auch in Deutschland keine Schwierigkeiten bei der Anerkennung von in Großbritannien durchgeführten ärztlichen Weiterbildungen.

Welche weiteren Hürden sind heute zu überwinden, um dauerhaft im UK als Arzt zu arbeiten – wie war das bei Ihnen?

Eigentlich gab es keine besonderen Probleme, außer dass man sich schwer tat mit der Einordnung des AiP, aber das gibt es ja heute nicht mehr. Ansonsten sind die Karriereschritte in der Klinik ziemlich klar aufgezeigt. Nach der Facharztausbildung, die ich in Großbritannien als sehr schwer empfunden habe, steht normalerweise als nächster Schritt eine Oberarztstelle auf der Tagesordnung. Ich habe seinerzeit eine Ausbildung als Internist absolviert und später auch noch die Qualifizierung in Allgemeinmedizin gemacht. Für die Facharztanerkennung wird viel Wert auf sichere Anamnese und vor allem treffsichere Diagnosen gelegt, in der das gesamte Spektrum der möglichen Diagnosen abgeliefert werden muss. Unter der Aufsicht von Prüfern müssen entsprechend geschulte Schauspieler mit dem simulierten Krankheitsbild komplett diagnostiziert werden.

Welche Schritte muss man unternehmen, wenn man sich niederlassen will – wie sind hier die Verdienstmöglichkeiten?

Um sich niederlassen zu können, muss man das Examen für die *Membership of the Royal College for General Practitioners* ablegen, das die Abschlussprüfung für Allgemeinmediziner nach mindestens dreijähriger Facharztausbildung ist. Danach kann man sich bei der zuständigen regionalen Zulassungsbehörde, der sog. lokalen Health Authority (HA) als Vertragspartner eintragen lassen. Damit hat man dann die Voraussetzung, selbständig als Arzt zu arbeiten; dies geschieht in Großbritannien immer häufiger in Gemeinschaftspraxen.

Was die Verdienstmöglichkeiten angeht, beobachte ich, dass durch ständige neue Regularien das Einkommen in den fünf Jahren, in denen ich als selbständiger Arzt arbeite, ständig zurückgegangen ist – von ursprünglich ca. 120.000 £ auf heute ca. 100.000 £.

Seit 2007 ist eine neue Weiterbildungsordnung im UK in Kraft getreten, die den Zugang zur Weiterbildung hemmt. Haben deutsche Ärzte noch Chancen, als Assistenzärzte dort zu arbeiten?

Die Möglichkeiten für ausländische Assistenzärzte, in England tätig zu werden, sind seither in der Tat deutlich geringer geworden. Insgesamt scheint es mir, als sei der Ärztenotstand, der noch vor wenigen Jahren herrschte, heute nicht mehr vorhanden.

Gibt es eine erkennbare Tendenz, dass junge britische Ärzte wegen der Schwierigkeiten vor Ort versuchen, ihre Weiterbildung im Ausland zu absolvieren?

Die Reform der Medizinerausbildung hat dazu geführt, dass nicht mehr alle Mediziner nach Abschluss ihrer Hochschulausbildung schnell an eine Weiterbildungsstelle kommen. Dies hat dazu geführt, dass noch mehr junge Ärztinnen und Ärzte als bisher versuchen, die gesamte oder zumindest ei-

3.4 Großbritannien

nen Teil der Aus- und Weiterbildung im Ausland zu absolvieren. Dabei kommen natürlich in erster Linie englischsprachige Commonwealth-Länder wie Australien, Neuseeland oder Kanada in Betracht.

Wie kann man den Unterschied zwischen deutschem und britischem Gesundheitswesen am Treffendsten beschreiben (Hierarchie, Arbeitsbelastung, Bürokratie, Dokumentation, Verdienst etc.)?

Die hierarchische Struktur an britischen Kliniken wirkt schon deshalb moderater, weil es ja den Unterschied zwischen „Du" und „Sie" nicht gibt. Der Grad der Förmlichkeit wird durch den Gebrauch des Vornamens oder des Nachnamens bezeichnet. Oft verkehren aber auch Assistenzärzte mit den Chefs auf der vertrauteren Vornamensbasis. Dennoch gibt es einen durchaus spürbaren Respekt gegenüber dem Leitungspersonal.

Insgesamt ist aber die Ellbogenmentalität nach meiner Erfahrung an britischen Kliniken weniger ausgeprägt als in Deutschland. Die Mitglieder der jeweiligen Ärzteteams in den Kliniken, auch „firms" genannt, verhalten sich untereinander meist äußerst loyal – Gegnerschaft gibt es allenfalls zu anderen Teams. Kritik untereinander wird eher in sehr subtiler Form geübt, man muss die sprachlichen Feinheiten schon genau kennen, um Kritik als solche zu identifizieren.

Auch in den britischen Kliniken haben inzwischen Fallpauschalen Einzug gehalten, die ähnlich wie in Deutschland zu Existenzproblemen bei kleineren Häusern führen.

Ein EUGH-Urteil zur Arbeitszeit von Ärzten hat in Großbritannien zu einem Schicht-Arbeitszeitmodell geführt, das zwar einerseits positiv zu beurteilen ist, andererseits aber dazu geführt hat, dass die jungen Ärzte viel weniger Patientenkontakte bekommen.

Bürokratische Belastung und Dokumentationspflicht haben vor allem in der Arbeit der niedergelassenen General Practitioners einen fast absurden Stellenwert erreicht und dürften nach meiner Einschätzung die in Deutschland beklagte Situation längst übertroffen haben. In dem Bezirk in Nordengland, in dem ich tätig bin, sind rund 600 bis 700 niedergelassene Ärzte tätig. Auf jeden GP kommen inzwischen mehrere Angestellte der regionalen Health Authority, die sich immer neue und verzweigtere Dokumentationspflichten ausdenken. Ich habe mich kürzlich mit einem älteren, inzwischen pensionierten Hausarzt unterhalten, der mir berichtete, dass zu der Zeit, als er sich selbständig machte, nur eine Handvoll von Mitarbeitern der HA für den gesamten Bezirk mit mehreren hunderttausend Einwohnern zuständig war.

Zu der üblichen Dokumentation sind heute z.B. nachträgliche Analysen über vergangene Abrechnungszeiträume anzufertigen, die die Sinnhaftigkeit von Überweisungen in die fachärztliche Obhut belegen sollen. Dies führt dazu, dass fast jeder selbstständig praktizierende Arzt zusätzliches Personal (Praxismanager) für die Bewältigung dieser bürokratischen Flut beschäftigen muss. Diese Entwicklung ist einer der Gründe, dass ich mich heute mit meiner Familie wieder in Richtung Deutschland orientiere.

Wie ist die Akzeptanz der Patienten gegenüber ausländischen Ärzten?

Im Prinzip gibt es keinerlei Probleme. Oft ist auch die Unterscheidung zwischen ethnischen Minderheiten unter den Briten und ausländischen Ärzten sehr schwierig. Dennoch dürften etwa 20 – 25 % der Ärzte, in deren Umfeld ich gearbeitet habe, eine ausländische Staatsangehörigkeit besitzen.

Mit welchen Fachgebieten haben deutsche Ärzte die besten Chancen, im UK zu arbeiten?

Nach meiner Wahrnehmung besteht der höchste Bedarf in der Allgemeinmedizin, den verschiedenen Bereichen der Chirurgie, in der Pädiatrie und in der Geriatrie. Zunehmend werden auch Kollegen in der Palliativmedizin, die inzwischen in Großbritannien eine eigene Gebietsbezeichnung ist, und in der Notfallmedizin gesucht.

Warum wollen Sie mit Ihrer Familie wieder zurück nach Deutschland?

Den einen oder anderen Grund habe ich ja schon genannt. Aber so seltsam das klingen mag, meine Frau, die ebenfalls Allgemeinmedizinerin ist, und ich haben Heimweh nach Deutschland. Da unsere beiden Kinder noch vor dem eigentlichen Beginn der Schullaufbahn stehen, scheint jetzt ein guter Zeitpunkt für unsere Rückkehr. Wir werden uns eine Allgemeinpraxis im Rhein-Main-Gebiet teilen. Das lief auch bis jetzt ganz reibungslos. Ein weiterer Punkt ist, dass wir nach fast 15 Jahren in Großbritannien – auch das mag für deutsche Ohren befremdlich klingen – die deutsche Lebensqualität schätzen gelernt haben. Das sind manchmal nur Kleinigkeiten wie die Bauweise der Häuser, das soziale Umfeld und außerdem ist auch das Wetter hier viel schlechter als in unserer „neuen" alten Heimat. Wir freuen uns jetzt sehr auf unsere Rückkehr, die wir in wenigen Wochen vollziehen werden.

3.5 Niederlande

Die Niederlande sind ein familien- und kinderfreundliches Land. Ihre Städte, ihre Küsten haben einen hohen Freizeitwert. Die Niederländer genießen einen hohen Lebensstandard. Sie sind auch das Land des Poldermodells, das Land mit entschiedenen Reformen im Sozial- und Gesundheitswesen, heimliches Vorbild auch mancher deutscher Politiker. Sie sind auch das Land der Teilzeitbeschäftigung, mit deren Forcierung teilweise ein hoher Beschäftigungsgrad erkauft wurde. Für viele ist es natürlich auch ein Vorteil, dass man ohne Probleme Teilzeit arbeiten kann. Auch Klinikärzte arbeiten häufig nicht in Vollzeit, auch für Ärzte ist der Anteil an angebotenen Teilzeitvakanzen größer als in anderen europäischen Ländern. Die ärztliche Ausbildung gilt allgemein als sehr gut, kritische Stimmen gibt es kaum. Die Hierarchien sind auch in den Kliniken weniger ausgeprägt, der Ton unter Kollegen wird meist als locker und angenehm empfunden. Ein junger Mediziner fasst seine Erfahrungen an einer niederländischen Klinik so zusammen: „Beeindruckt hat mich vor allem der Führungsstil der Abteilung, der meiner Meinung nach in eine neue Richtung der offenen, professionellen und kollegialen Zusammenarbeit zwischen der Chefetage und dem Nachwuchs in der Medizin führt"

Gesundheitssystem und ärztliche Versorgung

Zum Anfang des Jahres 2006 wurde die gesetzliche Krankenversicherung abgeschafft, seitdem wetteifern private Kassen um Gunst und Geldbeutel der Versicherungspflichtigen. Das bisherige Nebeneinander von gesetzlicher und privater Krankenversicherung wurde aufgehoben. Jeder Bürger, unabhängig vom Einkommen, zahlt nun Prämien für eine Basisversicherung (ähnlich der Bürgerversicherung in der Schweiz).

Jeder Niederländer ist zu einem Mindestmaß an Krankenversicherung verpflichtet. Das so genannte Basispaket kostet im Durchschnitt rund 1.100 EUR im Jahr. Zu diesem für alle gleichen Betrag kommen einkommensabhängige Prämien in Höhe von 6,5 % des Bruttolohns, die für abhängig Beschäftigte der Arbeitgeber bezahlt. Selbstständige bekommen eine Steuervergünstigung.

Das Gesundheitssystem wird von drei Partnern finanziert.

1. Der Arbeitgeber zahlt einen einkommensabhängigen Beitrag von 50 %, der in den Krankenversicherungsfonds fließt. 2. Die Regierung trägt mit 5 % zu den Kosten bei, die ebenfalls in den Fonds eingebracht werden. 3. Die Versicherten zahlen ihren festgelegten Beitrag direkt an ihre Krankenversicherung, diese Zahlungen decken die letzten 45 % der Gesamtkosten. Kinder bis 18 Jahre werden kostenlos versichert. Personen, die wegen zu geringen

Einkommens nicht in der Lage sind, die Prämie für die Basisversicherung aufzubringen, können auf Antrag von der Zahlung freigestellt werden. Auf diese Weise kann sich jeder diesen Basistarif leisten.

Das Basis-Leistungspaket im Rahmen des neuen Krankenversicherungsgesetzes enthält lediglich medizinische Heilbehandlungen. Die medizinische Grundversorgung durch Hausärzte ist im Basispaket abgedeckt. Die Versorgung umfasst ärztliche Beratungen und Sprechstundenbesuche, Diagnose und Untersuchungen, die Bereitstellung von Arzneimitteln, die Überweisung an Fachärzte und kleine Operationen. Auch die generelle Berechtigung zu fachärztlicher Versorgung in den Krankenhäusern (ambulant und stationär) ist inbegriffen. Der Anspruch auf Zahnversorgung ist stark eingeschränkt. Für alles, was über das Basispaket hinausgeht, muss die Versicherung aufgestockt werden. Eine Familie mit zwei 18-jährigen Kindern kann dann schnell auf Kassenbeiträge von 500 EUR oder mehr kommen. Die Regierung hat versprochen, dass fast niemand mehr bezahlen muss als nach dem alten System.

(Vgl.: (http://www.krankenkassen.de/gesetzliche-krankenkassen/gesundheitsreform/gesundheitsreform-ausland/gesundheitsreform-niederlande/)

Mit 3,9 Ärzten auf 1.000 Einwohner liegen die Niederlande in der Spitzengruppe der Länder mit der höchsten Ärztedichte in Europa. Allerdings gibt die niederländische Statistik keinen Aufschluss über berufstätige und nicht berufstätige Ärzte, so dass eine Übererfassung wahrscheinlich ist. Lediglich in Belgien und in Griechenland weist der OECD-Bericht von 2009 noch mehr Ärzte je 1.000 Einwohner auf (OECD Health Data 2009, June 2009). Ein gutes Viertel der Ärzte ist in der medizinischen Grundversorgung als Hausärzte tätig. Von einem erheblichen Ärztemangel kann keine Rede sein. Auch die durchschnittliche jährliche Zunahme zwischen 1990 und 2007 der Ärzteschaft in den Niederlanden um 2,7 % liegt erheblich über dem OECD-Durchschnitt von 2,0 %, so dass auch in der Zukunft keine außergewöhnlichen Engpässe für das niederländische Gesundheitssystem zu befürchten sind. Einen leichten Mangel an Fachärzten gibt es nur in wenigen Fachgebieten, wie Psychiatrie und Geriatrie. Auch für die niederländische Gesellschaft wird ein stark zunehmender Anteil älterer Menschen erwartet.

Sprachanforderungen

Niederländische Sprachkenntnisse sind im Klinikbetrieb unverzichtbar. Hat man diese Sprachkenntnisse nicht, sollte vorab ein Intensivsprachkurs in Niederländisch absolviert werden. U.U. zahlt der Arbeitgeber die Kursgebühren.

Famulaturen und PJ

Die Bundesvereinigung der Medizinstudierenden in Deutschland (bvmd) vermittelt gegen eine Gebühr Famulaturen weltweit. Für Studierende, die auf eigene Faust Stellen für die Famulatur suchen wollen, stellt der bvmd auf seiner Seite eine Liste mit geeigneten Hochschulkliniken weltweit zur Verfügung (http://bvmd.de/ausland/scope/krankenhaeuser/)

Der Ablauf des normalen Medizinstudiums in den Niederlanden unterscheidet sich in einigen Punkten von dem in Deutschland. Man studiert in den ersten vier Jahren nur „Theorie" (zwar auch alle klinischen Fächer, allerdings ohne Patientenkontakt). Es folgt im 5. und 6. Jahr eine Phase, die dem PJ in Deutschland entspricht. Dabei rotiert man durch alle klinischen Abteilungen und assistiert dort jeweils einige Wochen. Famulaturen im eigentlichen Sinne gibt es hier nicht. Insofern ist die Organisation der Famulatur durch eine professionelle Organisation wie den bvmd möglicherweise die bessere Lösung gegenüber einer individuellen Suche und Bewerbung. Man sollte sechs Monate für die Planung einrechnen.

Bei der Planung eines PJ sollte man sich auf jeden Fall mit dem zuständigen Landesprüfungsamt eng abstimmen, da die Ausbildung in den Niederlanden am Ende des Studiums eine Art zweijähriges PJ vorsieht, also auch hier die Unterschiede groß sind.

Weiterbildungsmöglichkeiten für Assistenzärzte

Viele holländische Nachwuchsmediziner müssen nach dem Studium 1-2 Jahre als AGNIOs (Algemeen Geneeskundige niet in Opleiding) arbeiten d.h. als Assistenzarzt ohne Ausbildungsstatus, bis sie als AGIO (Algemeen Geneeskundige in Opleiding) einen Platz für die Facharztausbildung bekommen. Das hängt damit zusammen, dass inzwischen die Weiterbildungsstellen in den Niederlanden knapp geworden sind. Entsprechend schwierig ist es für deutsche Assistenzärzte, Weiterbildungsangebote in den Niederlanden zu finden.

Bewerben kann man sich nur an den medizinischen Fakultäten, da die Facharztausbildung immer einer solchen angeschlossen ist. Ein Vertrag ist dann auch immer für die gesamte Weiterbildungszeit und komplett „durchgeplant" mit einer entsprechenden Zeit an der Uniklinik und an verschiedenen kleineren Häusern.

Beschäftigungsmöglichkeiten für einzelne Arzt- bzw. Facharztgruppen

Gemäß Richtlinie 2005/36/EG können deutsche Ärzte bei Beachtung der entsprechenden Formalitäten ihren Beruf auch in den Niederlanden ausüben. Mit dem Zeugnis über die ärztliche Staatsprüfung in Deutschland ist man bei Vorlage der entsprechenden Dokumente ohne weiteres berechtigt, sich in das so genannte BIG-Register (Beroepen in de Individuele Gezondheidszorg) eintragen zu lassen. Die entsprechende Berufsbezeichnung darf laut Gesetz nur geführt werden, wenn man in diesem Register eingeschrieben ist; insofern bildet es eine Grundvoraussetzung für die Berufsausübung.

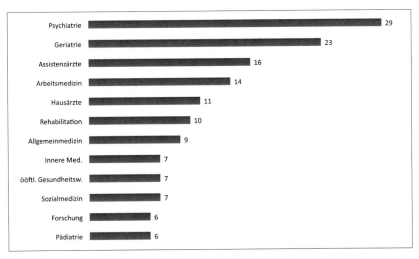

Abbildung 17: Stellenangebote in den Niederlanden – Top 12 Fachgebiete und Einsatzfelder

Quelle: Ergebnis einer EURES-Abfrage am 21.09.2009 – 194 Nennungen von Fachgebieten und Funktionen aus 167 Stellenangeboten

Das obige Diagramm weist die Psychiater und die Fachärzte mit geriatrischen Schwerpunkten als die meistgesuchten Ärzte in den Niederlanden aus. Der auch in den Niederlanden schnell wachsende Anteil älterer Menschen schlägt sich hier deutlicher in der Nachfrage nach entsprechenden medizinischen Dienstleistungen nieder. Zu den häufig gesuchten Ärzten gehören auch – mehr noch als in Deutschland, die Arbeits- und Betriebsmediziner.

Die Daten des Arbeitsmarktmonitors für niederländische Ärzte zeigen, dass nicht alle Arztgruppen den gegenwärtigen Schwankungen des Arbeitsmarktes folgen. Sie bestätigen auch das Ergebnis der EURES-Abfrage, was die starke Nachfrage in der Psychiatrie betrifft. Diese bleibt auch aktuell äußerst dynamisch. Im Jahr 2008 gab es 63 % mehr offene Stellen für Psychiater als 2007. Andere starke Wachstumsbereiche waren Internisten (33 % mehr Angebote), MDL-Ärzte (Magen/Darm/Leber) (+26 %)) und Hausärzte (+16 %). Bei anderen Fachgebieten gab es nur geringe Schwankungen in der Nachfrage. (Vgl.: http://medischcontact.artsennet.nl)

Soziale Sicherheit (Renten-, Kranken-, Arbeitslosen- und Unfallversicherung)

Wenn man in den Niederlanden bei einem niederländischen Arbeitgeber eine Beschäftigung aufnimmt, muss man am System der dortigen Sozialversicherung teilnehmen. Damit erwirbt man Rentenansprüche und je nach Familienstand weitere Sozialleistungen, z.B. Hinterbliebenenversorgung, Kindergeld oder im Falle von Bedürftigkeit Sozialhilfe. Für diese Leistungen ist die die *Sociale Verzekeringsbank* (SVB) zuständig. Diese unterhält im Internet auch Informationsangebote auf Deutsch (http://www.svb.nl/int/de/).

Die Krankenversicherung wurde wegen der Neuordnung und damit grundlegenden Bedeutung bereits im Eingangskapitel beschrieben. Wenn ein Arbeitsaufenthalt nicht länger als 12 Monate dauert, können im Rahmen entsprechender bilateraler Abkommen weiterhin die deutschen Versicherungsleistungen in Anspruch genommen werden.

Aufenthaltsrecht

EU-Bürger können mit einem gültigen Personalausweis oder Reisepass in die Niederlande einreisen. Jeder EU-Bürger kann sich drei Monate lang in den Niederlanden aufhalten, ohne sich anmelden zu müssen. Arbeitnehmer aus den EU-Staaten, die einen längeren Aufenthalt, z.B. zum Zweck der Arbeitsaufnahme in den Niederlanden planen, müssen vor Ablauf von drei Monaten der örtlichen Ausländerpolizei bzw. der Einwanderungsbehörde ihren Wohnsitz anzeigen. Eine Aufenthaltsgenehmigung ist zwar nicht mehr verpflichtend, verstärkt aber die Verhandlungsposition gegenüber Banken, Versicherungen, Behörden etc. und ist deshalb sinnvoll.

Arbeitsrecht/Verdienst/Bewerbung

Wer eine Arbeitsaufnahme in den Niederlanden plant, muss beim örtlichen Finanzamt eine kombinierte Steuer- und Sozialversicherungsnummer beantragen. Die Arbeitsbedingungen in den Niederlanden sind (auf dem Papier) sehr gut. So gilt für Fachärzte eine Arbeitswoche von 45 Stunden und für praktische Ärzte von 36 Stunden. Es ist auch attraktiv, dass man in den Niederlanden einen Steuervorteil von 30 % erhält.

Gehälter und Urlaubsansprüche:

Wenn man als Arbeitnehmer in die Niederlande wechselt, werden 30 % des Einkommens für 10 Jahre nicht versteuert. Dies gilt auch für das in dieser Zeit aufgebaute Vermögen. Fachärzte können – je nach Fachrichtung – bis zu 150.000 EUR verdienen. Assistenzärzte bekommen ein ähnliches Gehalt wie in Deutschland, also um die 40.000 EUR. Allerdings sind die Steuern und Abgaben geringer. Angestellte Ärzte bekommen 30 Tage Urlaub im Jahr

Bewerbungsverfahren:

Bewerbungen in den Niederlanden verlaufen tatsächlich weitaus weniger formell als in Deutschland. Telefonische Anfragen aufgrund von Stellenangeboten sind nicht nur sehr erwünscht, sondern stellen auch eine gute Möglichkeit dar, das Interesse für die eigene Person beim Arbeitgeber zu wecken. Bewerber aus dem Ausland können auf diese Weise vorab mit guten Sprachkenntnissen glänzen. Initiativbewerbungen sind ebenso üblich. Empfehlenswert ist, bestehende Kontakte zu nutzen oder im Vorfeld gezielt neue Kontakte zu knüpfen.

Einige nützliche Adressen und Links

Niederländische Ärzteschaft
http://knmg.artsennet.nl/

Die Seiten des niederländischen Gesundheitsministeriums mit Informationen zur Krankenversicherung
http://www.minvws.nl/en/themes/health-insurance-system/default.asp

Informationen über das niederländische Sozialversicherungssystem
http://www.svb.nl/int/de/

Vermittlungsmöglichkeiten von Deutschland ins Ausland
Online: http://ec.europa.eu/eures/

Zentrale Auslands- und Fachvermittlung
http://www.ba-auslandsvermittlung.de/

Eine Online-Stellensuche im Klinikbereich ist u.a. möglich über
www.ziekenhuis.nl/index.php?cat=vacaturebank

Private Vermittlungsagentur
http://www.care-force.com./de/home.html

3.6 Norwegen

Im letzten Jahrzehnt wurde Norwegen vom Entwicklungsprogramm der Vereinten Nationen (UNDP) mehrmals als das Land mit den besten Lebensbedingungen eingestuft. Die Exploration der Öl- und Gasvorkommen vor den Küsten haben maßgeblich mit zu dieser Entwicklung beigetragen. Die auch im Krisenjahr 2009 kaum über die 3 %-Marke hinausgegangene Arbeitslosenquote signalisiert Vollbeschäftigung und hebt sich ebenfalls deutlich vom Durchschnitt Europas ab. Norwegen ist aber auch eines der teuersten Länder der Welt. Hohe Durchschnittslöhne helfen den Norwegern, die enormen Lebenshaltungskosten, die hohen Bildungsausgaben und das steuerfinanzierte Sozial- und Gesundheitssystem zu finanzieren. Als Mitglied des Europäischen Wirtschaftsraums hält sich Norwegen viele Möglichkeiten, auch von den Entwicklungen in der EU zu profitieren, offen. Auf der anderen Seite ist damit auch ein freier Zutritt auf den attraktiven Arbeitsmarkt für EU-Bürger gewährleistet. Aber nicht nur der hohe Lebensstandard zieht ausländische Arbeitskräfte an, vor allem Naturliebhaber und Individualisten kommen angesichts der einmaligen Landschaften voll auf ihre Kosten. Die meisten Vakanzen – gerade für Ärzte – gibt es denn auch fernab städtischer Hektik in dünn besiedelten Landstrichen.

Gesundheitssystem und ärztliche Versorgung

Der staatliche Gesundheitsdienst wird durch Steuern finanziert und ist für alle Einwohner gleich zugänglich, unabhängig von ihrem sozialen Status. Mit 242.500 Beschäftigten ist der staatliche Gesundheitsbereich einer der größten Bereiche in der norwegischen Gesellschaft.

Das öffentliche Gesundheitswesen gehört zum Zuständigkeitsbereich des Ministeriums für Gesundheit und Pflege. Die Verantwortung für die Bereitstellung der Dienste ist dezentralisiert und liegt auf Gemeinde- bzw. Regionalebene. Die Gemeinden regeln die Versorgung mit primären Gesundheitsdiensten wie allgemeinmedizinischen Praxen, während die Länder und die fünf Gesundheitsbezirke für fachmedizinische Dienste wie z.B. Krankenhäuser zuständig sind. Eine Reihe von autorisierten Privathospitälern und Gesundheitsdiensten wurden in Ergänzung zu den staatlichen Einrichtungen gegründet.

Nach einer Veröffentlichung der OECD (OECD Health Data 2009, June 2009) hatte Norwegen im Jahr 2007 mit 3,9 Humanmediziner auf 1.000 Einwohner eine im internationalen Vergleich sehr hohe Ärztedichte aufzuweisen. Auch der jährliche Zuwachs an ärztlichem Personal um 2,6 % liegt noch deutlich über dem OECD-Durchschnitt. Mehr als die Hälfte der registrierten Ärzte sind Fachärzte. Der Rest sind Hausärzte bzw. Allgemeinmediziner.

Laut Erhebung der norwegischen Norwegischen Ärztevereinigung (www.legeforeningen.no) wurden Ende 2008 rund 20.000 berufstätige Ärzte in Norwegen gezählt. 3.172 von ihnen waren Ausländer, darunter rund 800 Deutsche. Damit waren 16 % aller berufstätigen Ärzte ausländischer Herkunft.

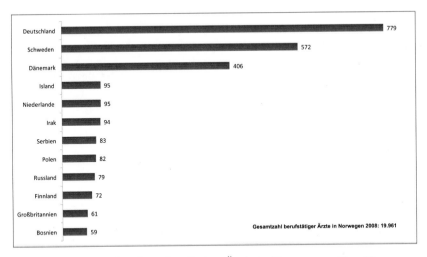

Abbildung 18: Herkunft ausländischer Ärzte in Norwegen – Top 12 (absolute Zahlen)

Diagramm: Manfred Bausch; Quelle: Norwegische Ärztevereinigung

Die Probleme im norwegischen Gesundheitswesen hängen zusammen mit dem rasch wachsenden Anteil alter Menschen an der Gesamtbevölkerung. Damit steigt wie in Deutschland und den meisten anderen beschriebenen Ländern der Bedarf an Heilbehandlung, Rehabilitation sowie Pflege- und Betreuungsdiensten. Dieser Bedarf ist verbunden mit einer wachsenden Nachfrage nach Ärzten, die bis vor kurzem nicht alleine von den norwegischen Ausbildungsstätten befriedigt werden konnte. Inzwischen hat Norwegen mit die größte Ärztedichte aller Industrieländer, so dass heute nicht mehr in dem Maße wie noch vor einigen Jahren auf die Dienste ausländischen Personals zurückgegriffen werden muss. Das zeigt sich auch dadurch, dass Norwegen, anders als Schweden und Dänemark, heute kaum noch Werbemaßnahmen für ausländische Ärzte durchführt. Dennoch gibt es immer wieder interessante Perspektiven in der Grundversorgung in abgelegeneren Regionen und mit bestimmten Facharztqualifikationen (s.u.) im Klinikbereich.

Sprachanforderungen

Auch wenn fast alle norwegischen Ärzte hervorragende Englischkenntnisse haben und viele sogar gut Deutsch können, laufen alle wichtigen Gespräche in einer Klinik auf Norwegisch. Für eine längere Tätigkeit in Norwegen sind Norwegischkenntnisse unerlässlich. In den vielen Fällen wird der Spracherwerb von den zukünftigen Arbeitgebern großzügig unterstützt.

Famulaturen und PJ

Famulaturen in Norwegen sind bei deutschen Medizinstudierenden recht beliebt, so dass man sich den Platz nicht unbedingt aussuchen kann. Außerdem sollte man sich wegen dieses großen Interesses auch sehr früh um einen Platz bemühen, d.h. ein Jahr vorher sollte man beginnen, Informationen einzuholen.

Die Bundesvereinigung der Medizinstudierenden in Deutschland (bvmd) vermittelt gegen eine Gebühr Famulaturen weltweit. Für Studierende, die auf eigene Faust Stellen für die Famulatur suchen wollen, stellt der bvmd auf seiner Seite eine Liste mit geeigneten Hochschulkliniken weltweit zur Verfügung (http://bvmd.de/ausland/scope/krankenhaeuser/).

Voraussetzung für die Famulatur ist neben den üblichen Bewerbungsunterlagen ein (negativer) MRSA-Test, um in einem norwegischen Krankenhaus zu arbeiten. Diesen Test kann man meist problemlos an der heimischen Uni-Klinik machen lassen. Dazu kommt noch ein Nachweis über eine Auslandskrankenversicherung, der den Zeitraum abdeckt.

In Norwegen gibt es kein PJ, sondern nach dem Studium die 18-monatige Turnuszeit/Internship, die am ehesten dem früheren AiP in Deutschland ähnelt. Insofern ist es dringend erforderlich, sich vor Antritt eines PJ-Tertials mit dem zuständigen Landesprüfungsamt abzustimmen, damit die Zeit in Norwegen anerkannt werden kann. Deutsche PJ'ler als Turnusärzte anzustellen und zu bezahlen ist nicht mehr üblich, da es inzwischen genügend inländische Bewerber auf diese begehrten Stellen gibt.

Weiterbildungsmöglichkeiten für Assistenzärzte

Ehe man mit der Weiterbildung in Norwegen beginnt, muss man ein abgeschlossenes medizinisches Studium vorweisen und – soweit die Ausbildung in Norwegen durchgeführt wird – weitere eineinhalb Jahre Internship bzw. „Turnuslege" ableisten. Davon soll ein Jahr an einer Klinik und ein halbes Jahr in der medizinischen Grundversorgung (überwiegend in Allgemeinpraxen) stattfinden.

Die Turnusplätze werden per Losverfahren zentral vergeben. Auch deutsche Mediziner mit abgeschlossenem Studium können sich dafür bewerben. Die anschließende Facharztweiterbildung dauert je nach Fachgebiet mindestens fünf bis sechs Jahre.

Beschäftigungsmöglichkeiten für einzelne Arzt- bzw. Facharztgruppen

NAV (Norwegens Arbeits- und Sozialverwaltung) ist die Anlaufstelle für Arbeitssuchende in Norwegen. Einige der Dienstleistungen der NAV-Büros können auch vom Ausland in Anspruch genommen werden. Die Arbeitsämter in allen EU/EWR-Mitgliedsstaaten arbeiten beim Austausch von Informationen über Arbeits- und Wohnverhältnisse im europäischen Netzwerk EURES (European Employment Services) zusammen. Dieses Netzwerk verfügt auch über eine Datenbank mit offenen Stellen innerhalb der EU/ des EWR. Über diese Adresse erhält man auch Zugriff auf die Stellendatenbanken (http://eures.europa.eu). Hier sind auch meist viele Stellen für Ärzte enthalten.

Die größten Fachgebiete in Norwegen waren im Jahr 2008 (Zahl der Ärzte in Klammern):

Allgemeinmedizin	(2.943)
Innere Medizin	(2.044)
Psychiatrie	(1.612)
Chirurgie	(1.472)
Anästhesiologie	(1.282)

Die Nachfrage nach ausländischen Ärzten hat in den vergangenen Jahren deutlich nachgelassen. In Norwegen werden zurzeit noch Ärzte der Fachrichtungen Allgemeinmedizin, vor allem in der gemeindenahen Grundversorgung, der Anästhesiologie, Gynäkologie, Inneren Medizin und Pädiatrie gesucht.

Bewerber müssen sich auch darüber im Klaren sein, dass sich die Arbeitsstellen zum Teil an der Westküste und im Norden Norwegens befinden, also in weniger attraktiven, ländlichen Gegenden.

Bewerben können sich nur voll approbierte Ärzte sowie Fachärzte, die ihr Abschlussexamen an einer Universität in einem EU- oder EWR Land absolviert haben.

Für eine ärztliche Tätigkeit in Norwegen ist neben dem auf der Homepage der *Statens Autorisasjonskontor for Helsepersonell* – (SAFH – Norwegische Zentralstelle für die Zulassung von Personal im Gesundheitswesen) herunterzuladenen auszufüllenden Antragsformular eine Kopie des Passes, die Approbation, das Examenszeugnis, ein Führungszeugnis und der Nachweis

3.6 Norwegen

der erbrachten Berufserfahrung bei dem potenziellen Arbeitgeber einzureichen. Der Nachweis über einen Sprachtest ist offiziell nicht mehr erforderlich. Möglicherweise wird dieser aber vom Arbeitgeber gefordert. Weiterführende Informationen geben die Norwegische Ärztevereinigung und die SAFH (s. Linkliste).

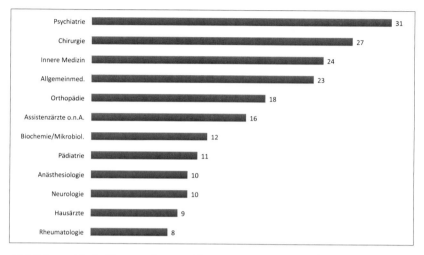

Abbildung 19: Stellenangebote in Norwegen – Top 12 Fachgebiete
Diagramm: Manfred Bausch; Quelle: Ergebnis einer EURES-Abfrage am 17.7.2009 – 262 genannte Fachgebiete aus 162 Stellenangeboten

Soziale Sicherheit (Renten-, Kranken-, Arbeitslosen- und Unfallversicherung)

Alle norwegischen Bürger sowie alle Personen, die in Norwegen arbeiten, nehmen automatisch am System der Staatlichen Norwegischen Sozialversicherung teil. Das staatliche Versicherungssystem gewährt seinen Mitgliedern Pensionen (z.B. Altersrente, Hinterbliebenenrente, Erwerbsunfähigkeitsrente) sowie staatliche Unterstützung im Zusammenhang mit Industrie-Unfällen, Unfällen und Krankheit, Schwangerschaft, Geburt, allein erziehenden Eltern und bei Begräbnissen. Die Anmeldung beim nationalen Sozialversicherungsamt übernimmt der Arbeitgeber.

Aufenthaltsrecht

Staatsangehörige der EU-, EWR- und EFTA-Staaten benötigen aufgrund der entsprechenden Abkommen keine Aufenthalts- bzw. Arbeitsgenehmigung, wenn sie:

- sich nicht mehr als drei Monate in Norwegen aufhalten,
- nicht mehr als drei Monate in Norwegen erwerbstätig sind,
- in Norwegen erwerbstätig sind und mindestens einmal pro Woche in einen anderen EU-, EWR- oder EFTA-Staat ausreisen.
- Arbeit suchende EU-, EWR- und EFTA-Bürger können sich bis zu sechs Monate in Norwegen aufhalten.

Arbeitnehmern, selbstständig Erwerbstätigen, Dienstleistern (z.B. Angestellte eines Arbeitgebers im Ausland, die im Auftrag des Arbeitgebers eine Dienstleistung in Norwegen erbringen bzw. einen Auftrag ausführen) aus EU-, EWR- und EFTA-Staaten, kann eine Arbeitsgenehmigung in Norwegen erteilt werden. Arbeitnehmer müssen neben einem gültigen Ausweisdokument den Beschäftigungsnachweis auf dem vorgeschriebenem Formular bzw. den Arbeitsvertrag mit Angaben über Arbeitsentgelt sowie Umfang und Dauer der Beschäftigung vorlegen.

Wenn man sich in Norwegen aufhält, stellt man den Antrag bei der örtlichen Polizei. Von Deutschland aus kann man den Antrag auch bei der norwegischen Botschaft einreichen.

Arbeitsrecht / Verdienst

Arbeitsverträge in Norwegen müssen schriftlich fixiert werden. Probezeiten zwischen drei bis zu sechs Monaten sind dabei üblich. Die reguläre Wochenarbeitszeit beträgt bis zu 40 Stunden.

Mit einem durchschnittlichen Bruttoverdienst von gut 3.790 EUR im Monat liegen norwegische Arbeitnehmer europaweit an der Spitze. Doch sie zahlen auch die höchsten Steuern Europas. Rund die Hälfte des Verdienstes geht an Abzügen wieder verloren. In Norwegen verdient ein angestellter vollbeschäftigter Arzt im Monat laut dem Norwegischen Statistischem Zentralbüro knapp 7.000 EUR brutto. (Erhebung vom Oktober 2008). (http://www.ssb. no/english/subjects/06/05/lonnstasyk_en/tab-2009-03-13-02-en.html)

Assistenzärzte verdienen – je nach Ausbildungsstand – zwischen gut 4.000 und etwas über 5.000 EUR monatlich.

Es gibt einen Mindesturlaubsanspruch von 21 Tagen, im Schnitt werden aber 25 Tage vereinbart.

3.6 Norwegen

Nützliche Links

Norwegische Ärztevereinigung:
www.legeforeningen.no

Norwegisches Gesundheitsministerium:
http://www.regjeringen.no/en/dep/hod.html?id=421

Die Norwegische Arbeitsverwaltung:
http://www.nav.no/English

Norwegische Zentralstelle für die Zulassung von Personal im Gesundheitswesen:
www.safh.no

Vermittlungsagenturen:
http://www.skandinavien-personal.de/

Suchen über das Eures-Portal:
http://ec.europa.eu/eures/eures-searchengine/

Zeitschrift der norwegischen Ärztevereinigung – mit Stellenangeboten:
http://www.tidsskriftet.no/index.php?a=stillingsannonse

Übersetzungshilfe für Norwegisch im Internet:
http://www.heinzelnisse.info/dict

Offizielle deutsche Seite der norwegischen Botschaft mit vielen Tipps und links für deutsche Arbeitssuchende: http://www.norwegen.no/arbeit/wegweiser/Wegweiser.htm

Allgemeine Tipps zu Freizeit, Arbeit und Beruf:
http://www.norwegen-insider.de/arbeit-job-norwegen/deutscher-arzt-bericht.php

3.7 Österreich

Die Erkenntnisfortschritte nach dem Ableisten einer Famulatur in Österreich werden im Vergleich zu den Erfahrungen an deutschen Universitätskliniken überwiegend als eher dürftig empfunden – ausgeglichen wird dies aber durch die Gastfreundschaft und die landschaftlichen Highlights. Typische Einschätzungen lauten deshalb so oder so ähnlich:

„Man kann zwar während der Famulatur im Vergleich zu denen in Deutschland größtenteils nicht viel lernen (wobei man natürlich auch bei uns nicht immer Glück hat), aber wenn man gleichzeitig etwas Urlaub haben möchte und nebenbei die Stadt kennen lernen will, ist ein Monat in Wien genau das Richtige! Ich werde die Zeit dort immer in sehr guter Erinnerung behalten und hoffe für alle, die sich bewerben, dass sie für Wien genommen werden!"

Auf Probleme stößt man, wenn man einen Teil des PJ in Österreich absolvieren will, da es dort keine Entsprechung dazu gibt. Man muss die Inhalte immer sehr eng mit dem heimischen Landesprüfungsamt abstimmen, damit das Tertial nicht verloren ist.

Die Facharztweiterbildung in Österreich ist schwer zu realisieren, besonders wegen der langen Wartezeit der österreichischen Nachwuchsmediziner auf den Beginn der Turnuszeit. Beschäftigungsmöglichkeiten bieten sich vor allem für Fachärzte, vor allem für solche, die auch in relativ unterversorgten, ländlichen Bereichen arbeiten wollen. Österreich hat zwar insgesamt eine sehr hohe Ärztedichte, die sich aber extrem ungleich über das Land verteilt.

Gesundheitssystem und ärztliche Versorgung

Laut OECD Health Data 2009 liegt die Zahl der berufstätigen Ärzte auf 1000 Einwohner mit 3,8 deutlich über dem Durchschnitt der OECD-Staaten mit 3,1 (Daten von 2007) und auch noch über der Ärztedichte in Deutschland. Dagegen ist die Versorgung mit Krankenpflegekräften nach den Quellen der OECD deutlich unterdurchschnittlich ausgeprägt. Dennoch gilt das österreichische Gesundheitswesen als stabil und leistungsfähig.

Die Sicherung der Gesundheit ist in Österreich eine öffentliche Aufgabe. Bei der gesetzlichen Krankenversicherung gibt es keine freie Wahl des Versicherungsträgers. Das Sozial- bzw. Krankenversicherungssystem in Österreich beruht auf dem Modell der Pflichtversicherung. Die österreichische Bevölkerung ist deshalb fast zu 100 % von der gesetzlichen Krankenversicherung erfasst.

Die ambulante medizinische Versorgung der österreichischen Bevölkerung liegt in den Händen von niedergelassenen Allgemeinmedizinern und Fachärzten (einschließlich Zahnärzten), die überwiegend in Einzelpraxen tätig sind. Die Mehrheit der niedergelassenen Ärzte steht in einem Vertragsverhältnis zu einem oder mehreren Sozialversicherungsträgern. Das System ähnelt dem der Vertragsärzte in Deutschland. Der ganz überwiegende Teil der Gesundheitskosten wird durch die Versicherungen und teilweise durch Steuermittel abgedeckt. In einigen Bereichen – vor allem in der stationären Behandlung – gibt es für die Patienten Zuzahlungsregelungen.

Der Bereich Gesundheitswesen ist in Österreich, wie in vielen anderen Industrieländern auch, im Wachstum begriffen. Der Bedarf an medizinischem Fachpersonal, einschließlich Ärzten, wird in den nächsten Jahren zunehmen.

Im Mai 2006 gab es in Österreich 36.157 Ärzte (ohne Zahnmedizin), von denen im Rahmen einer Niederlassung (Ordination) rund 15.000 als Arzt für Allgemeinmedizin (die frühere Bezeichnung war praktischer Arzt) oder als Facharzt selbstständig erwerbstätig waren. Die übrigen Ärzte sind zum größten Teil in Spitälern, Krankenhäusern und Ambulatorien beschäftigt, d.h. angestellt.

Die Beschäftigung von Ärzten wird weiterhin aufgrund der Schaffung von Neustellen und des Ersatzbedarfs (Pensionierungen) stabil steigen. Beim Berufseinstieg sind jedoch einige Hürden zu überwinden: Zum Teil gibt es lange Wartezeiten für angehende Turnusärzte (Assistenzärzte) vor allem in den Universitätsstädten. In einigen Spitälern existiert die Möglichkeit, ein bis zwei Jahre nach dem Studium in der Pflege zu arbeiten und danach einen Turnusplatz fest zugesichert zu bekommen. (vgl. Jobchancen nach dem Studium. Medizin – BerufsInfo des Arbeitsmarktservice Österreich: http://www.ams.at/berufsinfo)

Hohe Investitionskosten beim Eröffnen einer eigenen Praxis und Konkurrenzdruck in Gebieten mit hoher Ärztedichte, vor allem im Großraum Wien aber auch im Umfeld anderer größerer Städte, werden von vielen jungen Ärzten als belastend empfunden.

Famulaturen und PJ

Die Bundesvereinigung der Medizinstudierenden in Deutschland (bvmd) vermittelt gegen eine Gebühr Famulaturen weltweit. Für Studierende, die auf eigene Faust Stellen für die Famulatur suchen wollen, stellt der bvmd auf seiner Seite eine Liste mit geeigneten Hochschulkliniken weltweit zur Verfügung (http://bvmd.de/ausland/scope/krankenhaeuser/).

Für eine Bewerbung über den bvmd sollte man wenigstens einen Zeitraum von sechs Monaten vor Beginn der Famulatur einkalkulieren. Bewerbungen für Famulaturen in Österreich können aber auch direkt bei den Universitäts-

3.7 Österreich

kliniken erfolgen. Das Bewerbungsverfahren bei den österreichischen Lehr- und Universitätskliniken läuft nach Berichten deutscher Famuli im Großen und Ganzen recht unbürokratisch und schnell ab.

Von den meisten deutschen Studenten, die eine Famulatur in Österreich abgeleistet haben, wird neben positiven Rückmeldungen oft auch darauf hingewiesen, dass ein hohes Maß an Eigeninitiative gegenüber dem ärztlichen Personal notwendig ist, um an alle wichtigen Informationen und Erfahrungen heranzukommen.

In den meisten Richtlinien der Landesprüfungsämter zum PJ heißt es so oder ähnlich zu im Ausland zu absolvierenden PJ-Tertialen: „Maximal zwei PJ-Tertiale können an einer vom Landesprüfungsamt anerkannten ausländischen Ausbildungsstätte und nur nach entsprechender Zustimmung durch das Landesprüfungsamt im Ausland absolviert werden." Da es in Österreich keinen mit dem PJ unmittelbar vergleichbaren Ausbildungsabschnitt gibt, ist die Abstimmung mit den Landesprüfungsämtern besonders wichtig.

Weiterbildungsmöglichkeiten für Assistenzärzte

Die langen Wartezeiten für den Beginn der ersten Weiterbildung nach Abschluss des Studiums hat in den letzten Jahren dazu geführt, dass viele junge Ärzte versuchen, auf das Ausland, z.B. auch nach Deutschland, auszuweichen. Im Rahmen entsprechender Kooperationsmodelle kommen z.B. jährlich derzeit 15 – 20 junge österreichische Ärzte nach Mecklenburg-Vorpommern. Ähnliches ist derzeit für NRW in Planung. Auch Dänemark wirbt zunehmend um junge österreichische Ärzte.

Die österreichischen Ärzte klagen, ebenso wie ihre deutschen Nachbarn, über schlechte Arbeitsbedingungen. Kontraproduktive Spartendenzen, hohe Arbeitsbelastung, zu wenig Personal und die Bürokratisierung im Gesundheitssystem werden dafür verantwortlich gemacht.

Demgemäß ist es für deutsche Ärzte sehr schwierig, die Weiterbildung in Österreich durchzuführen. Wer sich als Arzt aus Deutschland dennoch dafür interessiert, einen Teil der Weiterbildung in Österreich zu absolvieren, sollte die Bewerbungen unmittelbar direkt an die zur Weiterbildung berechtigten Kliniken richten. Eine entsprechende Liste findet sich auf der Homepage der österreichischen Ärztekammer. Des Weiteren werden Stellen auch in der Österreichischen Ärztezeitung (ÖÄZ) ausgeschrieben (http://www.aerztezeitung.at/ unter aktuelle Stellenanzeigen).

Beschäftigungsmöglichkeiten für einzelne Arzt- bzw. Facharztgruppen

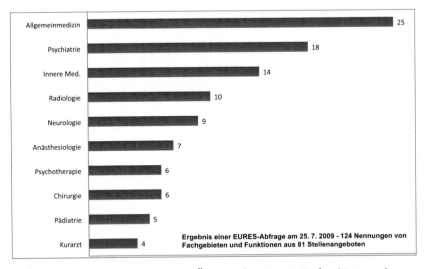

Abbildung 20: Stellenangebote in Österreich – Top 10 Fachgebiete und Funktionen

Nach Abschluss der Ausbildung können sich Ärzte entweder frei niederlassen, d.h. an einem beliebigen Standort eine Ordination einrichten oder im Rahmen eines Dienstverhältnisses – etwa in einem Spital oder Ambulatorium – den Beruf ausüben. In der Regel arbeiten Allgemeinmediziner in Österreich freiberuflich in einer eigenen Ordination. Für niedergelassene Ärzte gilt ein Kassenvertrag als existenznotwendig, da so gut wie alle Österreicher pflichtkrankenversichert sind.

In Österreich erlangen derzeit jährlich ca. 1700 neue Ärzte ein „jus practicandi" bzw. ein Facharztdiplom. Demgegenüber liegt seit Ende der 1990er Jahre bis heute der jährliche Bedarf an Kassenärzten im Schnitt bei ca. 150 (regionale Schwankungen). Die Zahl der jährlich ausgebildeten Mediziner liegt trotz steigender Nachfrage derzeit deutlich über dem Bedarf in Österreich.

Ein Überangebot an Ärzten besteht v. a. bei Allgemeinmedizinern sowie in Ballungszentren – insbesondere in den Universitätsstädten. In Wien nimmt die Zahl der Wahlärzte (Ärzte ohne Kassenverträge) merklich zu.

In Wien ist die Ärztedichte (Anteil der Ärzte gemessen an der Bevölkerung) am höchsten. Am Jahresende 2004 praktizierten 29 % der berufsausübenden Ärzte (das sind rund 11.100) in Wien. Pro 100.000 Einwohner standen hier rund 690 Ärzte zur Verfügung. Schlusslichter hinsichtlich der Zahl berufsausübender Ärzte (sowie ihres Anteils) waren die Bundesländer Vorarlberg mit 1.290 (3,4 %) und Burgenland mit 899 (2,3 %) berufsausübenden Ärzten. Auch die Ärztedichte war in diesen beiden Bundesländern am niedrigsten. In Vorarlberg entfielen rund 360 und im Burgenland rund 320 Ärzte auf 100.000 Einwohner.

Fachgebiete, in denen der Bedarf in den kommenden Jahren deutlich ansteigen wird, sind Pathologie, Orthopädie, Neurologie und Labordiagnostik mit überdurchschnittlichen Wachstumsraten. Die steigende Nachfrage bezieht sich in erster Linie auf den Kliniksektor. (vgl.: Arbeitsmarktservice Österreich – Jobchancen Studium Medizin, Ausgabe 2008 – Download im Internet unter: http://www.forschungsnetzwerk.at/downloadpub/JCS_Medizin-2007.pdf

Soziale Sicherheit – Steuern

Das österreichische Sozialsystem ist gekennzeichnet von einem umfangreichen Netz beitragsfinanzierter sozialer Sicherungen und Fürsorge. Die Finanzierung der Pensions- bzw. Rentenleistungen aus der gesetzlichen Pensionsversicherung erfolgt wie in Deutschland in Form des Umlageverfahrens. Das österreichische Sozialversicherungssystem bietet neben der Krankenversicherung im Wesentlichen Versicherungsschutz im Alter, bei Behinderungen und bei Arbeitslosigkeit.

Wenn man sich als Ausländer mehr als ein halbes Jahr in Österreich aufhält, muss man die Einkünfte auch dort versteuern. Grenzgänger, die in Deutschland wohnen und in Österreich arbeiten, versteuern ihren Verdienst in der Regel in Deutschland.

Für diejenigen Bürger, deren Existenz nicht über das Versicherungssystem gesichert ist, tritt die öffentliche Fürsorgeleistung des Bundes ein. Verdienste bis 10.000 EUR pro Jahr bleiben steuerfrei. Einkommen bis 25.000 EUR werden mit durchschnittlich 23 % besteuert, bis 51.000 EUR sind es 33,5 %, darüber beträgt der Grenzsteuersatz 50 %. Jeder Beschäftigte in Österreich muss außerdem 18,5 % Beiträge zur staatlichen Sozialversicherung zahlen.

Aufenthaltsrecht/Arbeitsrecht

EWR-Bürger, die ihre Ausbildung (sowohl Medizinstudium als auch postpromotionelle Ausbildung zum Allgemeinmediziner oder Facharzt) in einem EWR-Staat absolviert haben, sind grundsätzlich dazu berechtigt, sich in die von der Österreichischen Ärztekammer geführte Ärzteliste eintragen zu lassen. Die Anmeldung zur Eintragung hat direkt bei der Ärztekammer jenes Bundeslandes, in dem die Berufsausübung geplant ist, zu erfolgen. Die automatische Diplomanerkennung und Berufsausübung als Facharzt in Österreich ist nur für jene Fächer möglich, die in Österreich vorgesehen und sowohl im Ausbildungsstaat als auch in Österreich EU-konform sind (siehe Österreichische Ärzteausbildungsordnung http://www.aerztekammer.at/ unter Ausbildung).

Bevor man eine ärztliche Tätigkeit in Österreich aufnehmen kann, muss man sich in die von der Österreichischen Ärztekammer geführte Ärzteliste eintragen lassen. Die Anmeldung zur Eintragung hat direkt bei der Ärztekammer jenes Bundeslandes, in dem die Berufsausübung geplant ist, zu erfolgen.

Für Personen mit EWR-Staatsbürgerschaft oder Staatsbürgerschaft der Schweiz, also auch deutsche Staatsbürger sind für eine ärztliche Tätigkeit, (auch als Assistenzarzt in der Weiterbildung), die folgenden Voraussetzungen zu erfüllen:

Zur Eintragung sind in der Regel folgende Dokumente im Original erforderlich:

- Nachweis bzw. Bescheinigung über die Staatsbürgerschaft, gegebenenfalls Heiratsurkunde

- Nachweis über abgeschlossenes Medizinstudium

- gegebenenfalls Promotionsurkunde

- Diplom/Urkunde/Dekret zum Arzt für Allgemeinmedizin/Facharzt/Approbation

- EU-Konformitätsbescheinigung der zuständigen Behörde des Ausbildungsstaates, aus der hervorgeht, dass die ärztliche Grundausbildung dem Artikel 24 der Richtlinie 2005/36/EG entspricht. Fachärzte haben zusätzlich eine Bescheinigung vorzulegen, aus der hervorgeht, dass ihre Facharztausbildung dem Artikel 25 der genannten Richtlinie entspricht und dass der Ausbildungsnachweis ein Facharztdiplom gemäß den Anhängen der Richtlinie darstellt.

- Nachweis der disziplinären Unbescholtenheit, ausgestellt von der zuständigen Behörde des Heimatstaates (nicht älter als 3 Monate)

- Polizeiliches Führungszeugnis/Strafregisterauszug (nicht älter als 3 Monate)

- Ärztliches Gesundheitszeugnis (nicht älter als 3 Monate)

- Dienstvertrag/ Bestätigung des Dienstgebers/ Dienstantrittszuweisung oder

- Niederlassungs- bzw. Wohnsitzarztmeldung

3.7 Österreich

Quelle: Informationsblatt der Österreichischen Ärztekammer für EWR-Staatsbürger und gleichgestellte Drittstaatsangehörige, als Download erhältlich unter: http://www.aerztekammer.at/pdf/Infoblatt_EWR_D_2009.pdf

Mit der Eintragung in die Ärzteliste erhält man die uneingeschränkte Möglichkeit, sowohl in Krankenanstalten als auch in freier Praxis selbstständig tätig zu werden. Allerdings ist mit einer Niederlassung in Österreich noch keine Berechtigung zur direkten Abrechnung mit den Sozialversicherungsträgern (sog. Kassenvertrag) verbunden. Ein entsprechendes Interesse sollte anlässlich der Eintragung bei der Landesärztekammer angezeigt werden. Sollte Interesse an einer Tätigkeit als Klinikarzt vorliegen, ist die Bewerbung direkt beim Rechtsträger der Klinik, in den meisten Fällen bei der entsprechenden Landesregierung, einzureichen.

Dies und andere wichtige Informationen für ausländische Ärzte in Österreich sind im Internet auf der Homepage der Österreichischen Ärztekammer abzurufen

(http://www.aerztekammer.at/?aid=AUSLAENDISCHE_AERZTE&type=article).

Arbeitszeit/Verdienst

Die wöchentliche Normalarbeitszeit in Kliniken beträgt 40 Stunden.

Die Tagesarbeitszeit darf – von verlängerten Diensten und außergewöhnlichen Fällen abgesehen – 13 Stunden nicht überschreiten.

In der Praxis werden diese Arbeitszeiten dennoch häufig überschritten.

An öffentlichen Kliniken erhält man als Arzt in der Weiterbildung (Assistenzarzt/Turnusarzt) knapp 35.000 EUR brutto im Jahr, inkl. Lehrabgeltung und Überstunden. Hinzu kommen ggfs. Einnahmen für Nacht- und Wochenenddienste.

Das durchschnittliche Gehalt für Assistenzärzte in Deutschland beträgt lt. Stepstone 44.400 EUR, für Anfänger 39.000 EUR.

Bei niedergelassenen Ärzten in Österreich lag das mittlere steuerpflichtige Einkommen (Median) eines Facharztes laut Einkommensbericht des österreichischen Rechnungshofs von 2008 bei 110.107 EUR, das von Allgemeinmedizinern in eigener Praxis bei 74.463 EUR. Niedergelassene Ärztinnen erzielten als mittleres Einkommen jeweils nur etwa gut die Hälfte, Männer dagegen erzielten ein um ca. 25 % höheres mittleres Einkommen. Diese Unterschiede sind in erster Linie damit zu erklären, dass Frauen häufiger in Teilzeitbeschäftigungen tätig sind.

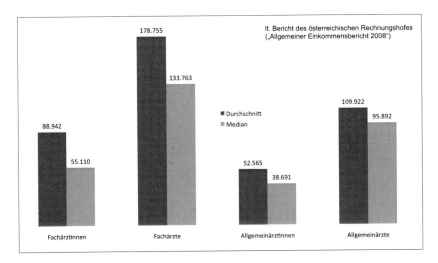

Abbildung 21: Steuerpflichtiges Einkommen von niedergelassenen Ärztinnen und Ärzten in Österreich in Euro

Nützliche Adressen und Links

Für Famulaturen und PJ:
u.a.: http://www.stethosglobe.de/ausland/fam/
http://bvmd.de/

Infos für ausländische Ärzte:
u.a. http://www.aerztekammer.at/?aid=auslaendische_aerzte&type=article

Bewerbungsverfahren, Stellensuche:
Die Stellensuche ist u.a. möglich über Ausschreibungen im Österreichischen Ärzteblatt (http://www.aerztezeitung.at/), über das Eures-Portal (http://ec.europa.eu/eures/) oder über die Jobsuchmaschinen auf den Seiten des Arbeitsmarktservice Österreich – AMS (http://jobroom.ams.or.at/jobroboter/jbr_suche.jsf).
Der Jobroboter des AMS greift auch direkt auf Unternehmens- und Klinikseiten zu.

Vermittlungsmöglichkeiten von Deutschland ins Ausland

Österreichische Ärztekammer (http://www.aerztekammer.at/)
Österreichische Akademie der Ärzte (http://www.arztakademie.at/)
Turnusärztewebportal (http://www.turnusdoc.at/)
Austrian Medical Society (http://www.ameso.at/)
Arbeitsmarktservice Österreich (http://www.ams.at/index.html)

3.8 Schweden

Schweden wirbt gerne mit seinen Naturschönheiten, den einsamen Landstrichen und mit einem Lebensgefühl, das, zumindest außerhalb der Städte, kaum Hektik und Stress kennt. Es hat sich auch einen Namen gemacht als besonders familien- und kinderfreundliches Land, das auf fast ideale Weise die Vereinbarkeit von Familie und Beruf vor allem für Frauen gewährleistet.

Das Land sucht händeringend deutsche Ärzte. „Wenn Sie auch unter zu wenig Zeit, zu viel Administration, und dem Missverhältnis zwischen Arbeit und Lohn leiden, kann ich Ihnen versprechen: Das ist in Dalarma ausgeglichen. Man kann Oberärztin werden und trotzdem Kinder haben, und vier Wochen zusammenhängenden Urlaub. Den brauchen Sie auch, um die Landschaft zu genießen." Mit solchen Sätzen wird bei Werbeveranstaltungen in Deutschland um deutsche Ärzte geworben (DIE ZEIT, 15.05.2008 Nr. 21). Laut Aussage schwedischer Stellen bleiben 85 % der deutschen Ärzte langfristig in Schweden.

Woran liegt das? Ein junger Mediziner, der Erfahrungen aus einem PJ-Tertial mitbringt, fasst die Antwort so zusammen: „Die Hierarchie im Krankenhaus ist flach, die Atmosphäre sehr freundlich, vor allem durch den guten Personalschlüssel: Viele Ärzte und Schwestern für wenige Patienten bedeuten geregelte Arbeitszeiten, wenig Überstunden und Stress, ferner freundliches Personal, das sich Zeit nimmt und damit zu zufriedeneren Patienten führt." Darüber hinaus wird der hohe Ausbildungsstand der Pflegekräfte hervorgehoben, die es den ÄrztInnen ermöglichen, sich von Routinearbeiten freizumachen und so mehr Zeit für die Patienten zu haben. Natürlich gibt es auch einige kritische Stimmen, die sich vor allem auf lange Wartezeiten für die Behandlung bei Fachärzten und für Operationen beziehen. Hier gibt es bestimmt noch Nachhol- und Verbesserungsbedarf, aber das mag ja mit der Grund für die (noch) fortdauernde Suche nach (Fach-)Ärzten aus dem Ausland sein.

Gesundheitssystem und ärztliche Versorgung

Der Anteil der Ausgaben für das Gesundheitssystem am Bruttoinlandsprodukt liegt in Schweden mit 9,1 % nur knapp über dem OECD-Durchschnitt von 8,9 %. In Frankreich (11.0 %), in der Schweiz (10.8 %) und in Deutschland (10.4 %) liegt dieser Anteil erheblich höher (OECD Health Data 2009). Dennoch hat Schweden 3,9 berufstätige Ärzte auf 1.000 Einwohner) erstaunlicherweise eine höhere Ärztedichte als der OECD-Durchschnitt (3,1 auf 1.000). Auf der anderen Seite ist die Zahl der Betten in Akutkrankenhäusern (2,1 auf 1.000 Einwohner, verglichen mit dem OECD-Durchschnitt (3,8) besonders niedrig. Wie in den meisten OECD-Ländern ist die Zahl der Krankenhausbetten in den letzten Jahren weiter gefallen, einhergehend mit einer Verkürzung der stationären Behandlungsdauer in den Kliniken.

In Schweden liegt die Zuständigkeit für die Gesundheitsversorgung bei den 20 Provinzen bzw. bei den Provinziallandtagen. Die Provinziallandtage können weitgehend selbst bestimmen, wie sie die Gesundheitsdienstleistungen planen und die medizinische Versorgung sichern. Die Fachaufsicht über das schwedische Gesundheitswesen obliegt dem unmittelbar der Zentralregierung unterstellten Zentralamt für Gesundheits- und Sozialwesen (Socialstyrelsen).

Der größte Teil der medizinischen Grundversorgung wird im Auftrag der Provinzen in Gesundheitszentren (Vårdcentra – ähnlich den MVZ in Deutschland) geleistet. Inzwischen sind 25 % dieser Gesundheitszentren privat organisiert. Selbstständige Praxen im Sinne der niedergelassenen Ärzte in Deutschland gibt es nicht. Die Gesundheitsversorgung in Schweden ist staatlich geregelt, Ärzte (auch in privat organisierten Gesundheitszentren) sind Angestellte ohne finanzielle Verantwortung. Dennoch gibt es innerhalb dieses Systems für Patienten das Prinzip der freien Arztwahl.

Die Ausgaben für die Gesundheitsversorgung werden zu 71 % aus Steuern finanziert. Die restliche Finanzierung erfolgt über staatliche Beihilfen (16 %), Patientengebühren (3 %) und über andere Beiträge.

Pro Krankenhaustag wird eine Patientengebühr von 80 schwedische Kronen (rund 8 EUR) erhoben. Die Gebühren für ambulante Behandlungen werden von den Provinziallandtagen festgelegt. Die Patientengebühr für einen Arztbesuch in einem Gesundheitszentrum liegt zwischen 100 und 150 schwedische Kronen (10 bis 15 EUR). Ein Besuch beim Facharzt kostet mehr. Um die Kosten für die Patienten zu beschränken, gibt es eine obere Kostengrenze: Patienten, die insgesamt 900 schwedische Kronen (88 EUR) an Gebühren gezahlt haben, haben Anspruch auf kostenlose Behandlung für den Rest der Zwölfmonatsperiode ab der ersten Konsultation. Ein entsprechendes Verfahren gibt es für verordnete Arzneimittel; niemand muss mehr als 1.800 schwedische Kronen (176 EUR) innerhalb der Jahresperiode bezahlen.

In Schweden werden jährlich nur etwa 1.000 junge Ärzte ausgebildet. Jedoch können nach wie vor bis zu 450 Arztstellen nicht besetzt werden. Dieser Trend wird voraussichtlich weiter voran schreiten und im Jahre 2010 seinen Höhepunkt finden.

Sprachanforderungen

Gute Schwedischkenntnisse sind unerlässlich. Zwar sprechen die meisten Ärzte nahezu perfekt Englisch, dennoch werden die fachlichen Gespräche natürlich in Schwedisch geführt. Wenn man zumindest Grundkenntnisse in Schwedisch mitbringt, erfährt man auch sofort Anerkennung und Sympathie.

Ärzten werden Schwedischkurse vor Beginn der Arbeitsaufnahme obligatorisch angeboten. Oft wird man für das Erlernen der Sprache bis zu drei Monate vom Arbeitgeber freigestellt (s. Interview zu Schweden).

Famulaturen und PJ

Die Bundesvereinigung der Medizinstudierenden in Deutschland (bvmd) vermittelt gegen eine Gebühr Famulaturen weltweit. Für Studierende, die auf eigene Faust Stellen für die Famulatur suchen wollen, stellt der bvmd auf seiner Seite eine Liste mit geeigneten Hochschulkliniken weltweit zur Verfügung (http://bvmd.de/ausland/scope/krankenhaeuser/).

Manche Kliniken in Schweden verlangen als Voraussetzung für den Antritt einer Famulatur oder eines PJ-Tertials einen MRSA-Test.

Vor Antritt eines PJ muss man sich unbedingt beim zuständigen Landesprüfungsamt rückversichern, dass das Angebot der ausgesuchten Hochschulklinik auch anerkannt wird, vor allem weil das schwedische Ausbildungssystem mit seinem Assistenzdienst nach Abschluss des Studiums nicht dem deutschen entspricht. Medizinstudierende, die eine Famulatur oder ein PJ-Tertial in Schweden absolviert haben, raten davon ab, Angebote als AT (siehe unter Weiterbildungsmöglichkeiten) anzunehmen (obwohl das recht gute Gehalt dazu verleiten könnte), da deutsche Studierende aufgrund mangelnder Praxiserfahrungen den Anforderungen nicht gerecht werden können.

Die Suche nach entsprechenden Einrichtungen kann auch über die o.g. Liste erfolgen. Für die Auswahl einer Klinik kann auch die Rangliste der Vereinigung jüngerer schwedischer Ärzte zur Qualität der Assistenzdienstzeit herangezogen werden (link siehe unten). Auch für die Weiterbildungsplanung kann dies sinnvoll sein.

Weiterbildungsmöglichkeiten für Assistenzärzte

Nach dem Examen erfolgt für schwedische Medizinstudierende zunächst eine Art Assistenzdienst *(assistent tjänst = AT)*, der insgesamt etwa zwei Jahre dauert. Ein Pendant dazu gibt es in Deutschland nicht, man könnte es vielleicht mit der früheren AiP-Zeit vergleichen. In der Zeit des Assistenzdienstes rotiert man durch mehrere Disziplinen, einschließlich eines Gesundheitszentrums. Nach der anschließenden Prüfung erfolgt die eigentliche Facharztausbildung *(specialist tjänst)*, die im Durchschnitt fünf bis sechs Jahre dauert.

Da das System der ärztlichen Ausbildung in Teilen nicht mit dem deutschen übereinstimmt, kann es zu Problemen kommen, wenn man die komplette Weiterbildung in Schweden absolvieren will. Manchmal helfen nur individuelle Vereinbarungen mit den Klinikchefs, die darüber entscheiden, ob man mit Abschluss des deutschen Staatsexamens (2. Ärztliche Prüfung) unmittelbar in die Facharztweiterbildung eintreten kann, oder ob man doch noch zumindest einen Teil des Assistenzdienstes (s.o.) zu absolvieren hat. Insofern ist es zu überlegen, ob man vor einem Wechsel nach Schweden nicht zumindest einen Teil der Weiterbildung in Deutschland absolvieren sollte.

Ärzte im fortgeschrittenen Stadium der Weiterbildung in Allgemeinmedizin haben auch gute Chancen, eine Stelle in einer „Vårdcentral" zu erhalten. Zunächst kommt ggfs. ein *Vikariat* (Vertretung) in Betracht. Eine Vårdcentral ist ein Behandlungszentrum in öffentlicher Hand und fungiert als Anlaufstelle für jede Art von Patienten, vergleichbar mit den den Medizinischen Versorgungszentren in Deutschland. Das Aufgabenfeld ist somit vielseitig und schließt Bereiche der Kinderheilkunde, Familienplanung, HNO- und Augenheilkunde ein. Nach einer solchen Vertretungstätigkeit wird auch der Zugang zur Fortsetzung der Weiterbildung deutlich erleichtert. Grundsätzlich sind die Hürden für den Eintritt in eine Weiterbildungsstelle in Schweden aber recht hoch, vor allem wenn es sich um attraktive Weiterbildungsgebiete handelt (Radiologie, Chirurgie etc.).

Beschäftigungsmöglichkeiten für einzelne Arzt- bzw. Facharztgruppen

Für Schweden gilt die Richtlinie 2005/36/EG des Europäischen Parlaments und des Rates vom 7. September 2005 über die gegenseitige Anerkennung von bestimmten Berufsqualifikationen (Amtsblatt der Europäischen Union vom 30. September 2005). Auch die ärztliche Berufsausübung fällt unter diese Richtlinie, so dass vollapprobierte deutsche Ärzte zur Berufsausübung zugelassen sind.

Vor der Aufnahme einer ärztlichen Tätigkeit in Schweden muss man sich beim Schwedischen Zentralamt für Gesundheits- und Sozialwesen – Socialstyrelsen registrieren lassen (link s.u.). Voraussetzungen für die Registrierung sind:

- Medizinstudium in einem EU/EWR-Land
- Vollapprobation in einem EU/EWR-Land
- Als Facharzt: Anerkennung der Gebietsbezeichnung in einem der EU/EWR-Länder
- EU/EWR-Staatsangehörigkeit

3.8 Schweden

In Schweden werden im Grunde genommen Fachärzte aller Richtungen gesucht. Dabei haben Allgemeinmediziner, Psychiater, Radiologen und Gastroenterologen besonders gute Karten. Den deutschen Bewerbern werden von der schwedischen Arbeitsverwaltung kostenlose Sprachkurse angeboten, in denen sie sich auf ihren Aufenthalt vorbereiten können.

Auf der Homepage der schwedischen Botschaft in Deutschland steht der Arztberuf auf der Liste mit besonders guten Berufsaussichten in Schweden (http://www.swedenabroad.com/Page____19447.aspx).

Nach den Erhebungen der OECD (OECD Health Data 2009) waren 2007 rund 20 % aller in Schweden berufstätigen Ärzte Ausländer.

Für eine Bewerbung ist in der Regel je eine DIN A4-Seite für Anschreiben und Lebenslauf ausreichend. Eventuelle Zeugnisse werden erst zum Vorstellungsgespräch vorgelegt. Die Angabe von Referenzen in einer Bewerbung ist in Schweden sehr verbreitet.

Es ist empfehlenswert, schon vor Arbeitssuche und Umzug mindestens Grundkenntnisse der schwedischen Sprache zu erwerben.

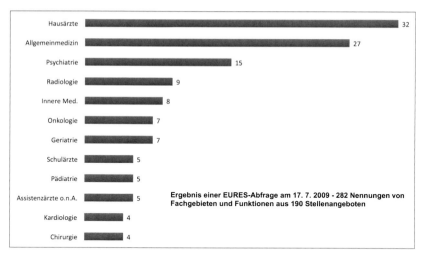

Abbildung 22: Stellenangebote in Schweden – Top 12 Fachgebiete

Soziale Sicherheit (Renten-, Kranken-, Arbeitslosen- und Unfallversicherung)

Die schwedische Sozialversicherung umfasst Kranken- und Elternversicherung, Berufsschadenversicherung sowie Invaliditätsversicherung. Die Aufnahme wird bei der Försäkringskassan (Versicherungskasse) des Wohnortes beantragt. Die Mitgliedschaft ist Pflicht. Sie bietet Familien und Kindern, behinderten Personen, sowie im Falle von Krankheit, Arbeitsunfällen, Berufskrankheiten und Alter finanziellen Schutz. Da Schweden zur EU gehört, kann man außerdem Sozialversicherungsleistungen in anderen EU-Ländern beantragen.

Aufenthaltsrecht

Als EU-Bürger hat man das Recht bis zu drei Monate ohne besondere Formalitäten in Schweden einzureisen, um Arbeit zu suchen und unmittelbar eine Arbeit aufzunehmen. Familienangehörige dürfen ungeachtet ihrer Staatsangehörigkeit mit einreisen.

Arbeitsuchende, Selbstständige und Studenten, die länger als drei Monate in Schweden bleiben wollen, können in Schweden ihren Wohnsitz nehmen. Voraussetzung ist der Nachweis, dass man über ausreichende Mittel für den Lebensunterhalt verfügt und die Meldung beim *Migrationsverket* (Migrationsbehörde).

Arbeitsrecht/Verdienst

In der Woche haben schwedische Ärzte einen Acht-Stunden Tag, überwiegend zwischen 7.45 bis 16.15 Uhr. In Wochenenddiensten werden 240 % des Normallohns erzielt oder es gibt doppelten Stundenausgleich innerhalb der Arbeitswoche.

Oft werden Arbeitsverträge zunächst mündlich geschlossen, spätestens nach einem Monat muss der Arbeitgeber dem Beschäftigten jedoch eine schriftliche Bestätigung der Vertragsbedingungen geben. Die Probezeit sollte nicht länger als sechs Monate dauern. Gegen Arbeitslosigkeit muss man sich selbst absichern. Dafür muss man Mitglied in der Arbeitslosenkasse werden.

Die Arbeitszeit beträgt 40 Stunden pro Woche. Arbeitnehmer haben Anspruch auf mindestens 25 Werktage Urlaub pro Jahr.

Ein Assistenzarzt verdient in Dalarna zwischen 2.549 und 2.722 EUR netto im Monat, ein Facharzt erhält zwischen 3.172 und 3.555 EUR. Allerdings sind die Kosten der Kinderbetreuung deutlich geringer als in Deutschland und die Lebenshaltungskosten sind denen in Deutschland vergleichbar.

Die staatliche Steuer richtet sich nach dem Einkommen des Arbeitnehmers. Wer umgerechnet weniger als 34.120 EUR im Jahr verdient, zahlt keine staatliche Einkommensteuer.

3.8 Schweden

Wer zwischen 34.120 und 50.749 EUR verdient, zahlt 20 % an den Staat; darüber werden 25 % fällig. Im Höchstfall können also über 55 % des Erwerbseinkommens als Steuern abgezogen werden.

Nützliche Adressen und Links

Schwedische Botschaft in Berlin mit Hinweisen zum Aufenthalts- und Arbeitsrecht:
http://www.swedenabroad.com/Start___15406.aspx

Sveriges läkarförbund (Schwedischer Ärzteverband):
http://www.slf.se/templates/Page.aspx?id=2033

Überblick über das schwedische Gesundheitswesen:

http://www.sweden.se/upload/Sweden_se/german/factsheets/SI/Das_schwedische_Gesundheitswesen_TS76r.pdf

Socialstyrelsen (Schwedisches Zentralamt für Gesundheits- und Sozialwesen):
http://www.socialstyrelsen.se/english

Gesundheits- und Sozialministerium:
http://www.regeringen.se/sb/d/2061

Schwedische Ärztezeitung mit Stellenangeboten (in schwedisch):
http://www.lakartidningen.se/

Stellensuche über das EURES-Portal:
http://ec.europa.eu/eures/main.jsp?acro=eures&lang=de&catId=1&parentId=0

Schwedische Arbeitsverwaltung (Arbetsförmedlingen):
http://www.arbetsformedlingen.se/go.aspx?A=63488

Informationen zur schwedischen Krankenversicherung:
http://www.fk.se/irj/go/km/docs/fk_publishing/Dokument/Publikationer/Faktablad/Andra%20språk/Tyska/socialforsakringen_tys.pdf

Die Bundesvertretung der Medizinstudierenden in Deutschland – Famulantenaustausch:
http://bvmd.de/verein/

Rankingliste der Vereinigung jüngerer schwedischer Ärzte für den Assistenzdienst in Schweden (nur in schwedisch):
http://www.slf.se/upload/25055/Rapport_AT-ranking_2009_090921.pdf

Online-Übersetzungen:
http://www.schwedentor.de/woerterbuch/

Interview Schweden

Ärzte-Ehepaar – Ehemann Internist, Ehefrau Kinderchirurgin (37 u. 38 Jahre), drei Kinder

Interview mit Frau A.S.

Hier die Fragen:

Welche Motive waren ausschlaggebend für eine Tätigkeit im Ausland?

Frau A. S.: Die hauptsächliche Triebfeder war der Gedanke, einmal etwas anderes zu machen, neue Eindrücke zu sammeln, den Horizont zu erweitern; ich habe schon Famulatur und Teile des PJ im Ausland verbracht und mein Mann und ich hatten schon immer die Idee, auch einmal für einen längeren Zeitraum im Ausland zu arbeiten. Dann kamen aber während der Aus- und Weiterbildung nach und nach unsere drei Kinder zur Welt, so dass wir dieses Projekt immer wieder hinausgeschoben haben.

Ich habe in einem Großkrankenhaus in Berlin gearbeitet. Nachdem die ersten beiden Kinder geboren waren, habe ich versucht, die tägliche Arbeitszeit zu reduzieren. Die Realisierung dieses Wunsches gestaltete sich zunächst schwierig. Erst nach längerer Zeit konnte ich eine Dreiviertelstelle übernehmen. Probleme ergaben sich bei der Betreuung der Kinder. Das Krankenhaus hatte hierfür keine Angebote und die externe Versorgung war nur auf Privatinitiative ohne Unterstützung der Klinik möglich. Auch die Reduzierung der Arbeitszeit stellte sich im Alltag meist als unerfüllbar heraus so dass sich feste Verabredungen zum Ende des Arbeitstages zu einem bestimmten relativ frühen Zeitpunkt aufgrund fehlender klarer organisatorischer Regelungen meist nur schwer durchsetzen ließen. Nur der vereinbarte freie Tag in der Woche brachte etwas Entlastung. Nach der Geburt des dritten Kindes, das jetzt wenige Monate alt ist, entschied ich mich deshalb, eine Auszeit in Gestalt eines Erziehungsjahres zu nehmen.

Warum ist Ihre Wahl auf Schweden gefallen?

Ausschlaggebend war letztlich ein Urlaub in Südschweden, in dem wir uns sehr wohl gefühlt hatten, außerdem sind bereits einige Freunde von uns ebenfalls als Ärzte in Schweden tätig. Durch Informationen unserer deutschen Freunde und aufgrund einer Anzeige im Ärzteblatt fiel dann unser Blick auf Dalarna, eine Region nördlich von Stockholm. Für das Krankenhaus ist die Bezirksverwaltung zuständig.

Wie war Ihr persönlicher Weg zu einer Arbeitsstelle in Schweden?

Aufgrund der Ratschläge unserer Freunde haben wir dann eine sehr persönliche Bewerbung an den Klinikträger geschickt, in der wir uns ganz bewusst als Familie präsentierten, obwohl es natürlich um eine Klinikstelle für meinen Mann ging. Es war ein sehr persönliches Schreiben mit Familienfoto, das nichts mit den in Deutschland üblichen, sehr formal gehaltenen Bewerbungsunterlagen zu tun hatte. Wie wir heute wissen, kam das sehr gut an.

Nach einer ersten sehr positiven Rückmeldung aus Schweden hat dann die schwedische Seite für die in Betracht kommenden Bewerberinnen und Bewerber eine Infoveranstaltung in Frankfurt am Main organisiert. Dort wurden dann auch die ersten konkreten Schritte besprochen. In der Zeit zwischen der ersten Bewerbung und der Veranstaltung hatten mein Mann und ich schon fleißig – über zwei Monate – ganz gute Grundkenntnisse in Schwedisch erworben, so dass wir die schwedischen Repräsentanten auf schwedisch begrüßen konnten. Davon waren unsere Partner außerordentlich angetan, der erste Schritt zu einer ganz persönlichen gegenseitigen Sympathie war somit getan.

Nachdem soweit alle Voraussetzungen geklärt waren und man meinen Mann (samt Familie) einstellen wollte, erhielten wir dann eine Einladung nach Schweden. Ich habe dann unseren Partnern mitgeteilt, dass ich ein drittes Kind erwarte. Ursprünglich hatte ich etwas Angst davor, diese Information weiterzugeben. Sie haben jedoch extrem positiv reagiert und uns beglückwünscht zu unserem familiären Zuwachs. Der Umzug wird direkt vom schwedischen Arbeitgeber finanziert.

Wie gut müssen die Sprachkenntnisse sein?

Die Kolleginnen und Kollegen sprechen zwar durchweg gut Englisch, manche auch Deutsch, aber im Klinikalltag ist es schon sehr wichtig, die Landessprache so zu sprechen, dass man sich mühelos mit den Patienten verständigen kann.

Deshalb legen die Arbeitgeber allergrößten Wert auf eine gute Sprachkompetenz. Die ersten vier Monate der Anstellung werden deshalb bei voller Bezahlung dem Spracherwerb gewidmet. Natürlich nimmt man währenddessen schon an Besprechungen teil, lernt seinen Arbeitsplatz und die Kollegen kennen, aber im Mittelpunkt steht das Erlernen der schwedischen Sprache.

Ist die in Deutschland absolvierte Ausbildung ohne Schwierigkeiten anerkannt worden?

Es gab keine großen Probleme mit der Anerkennung der internistischen Ausbildung meines Mannes.

Wie kann man den Unterschied zwischen deutschen und schwedischen Kliniken am Treffendsten beschreiben?

Die strengen Hierarchien, wie sie in größeren Häusern in Deutschland noch gang und gäbe sind, findet man so in schwedischen Kliniken nicht vor. Der Umgang ist auf allen Ebenen sehr kollegial.

Mit welchen Fachgebieten haben deutsche Ärzte die besten Chancen, in Schweden zu arbeiten?

In den meisten großen Fachgebieten gibt es Möglichkeiten in Schweden. Mein Mann als angehender Internist war sehr willkommen, und falls wir uns entscheiden, länger in Schweden zu bleiben, sieht es auch für mich in der Kinderchirurgie recht positiv aus.

Wie ist die Akzeptanz der Patienten gegenüber ausländischen Ärzten?

Nach alledem, was ich bisher von unseren schwedischen Freunden gehört habe, gibt es keinerlei Akzeptanzprobleme, was ausländische Ärzte angeht.

Warum herrscht in Schweden Ärztemangel?

Nach meinen Informationen gibt es wohl zu wenige Hochschulen, die Mediziner ausbilden. Ein anderer Grund ist wohl, dass in den vergangenen Jahren viele schwedische Ärzte nach Norwegen gegangen sind, weil dort die Verdienstmöglichkeiten wesentlich besser sind und es kaum sprachliche Hürden gibt. Das Einkommen der schwedischen Ärzte unterscheidet sich jedenfalls kaum von dem in Deutschland.

Wie sehen jetzt Ihre Perspektiven aus?

Wir werden jetzt vor allem im kommenden Jahr (während meiner Beurlaubung/Erziehungszeit) ausprobieren, wie es uns gefällt. Unsere Kinder sind im Moment noch im Vorschulalter, so dass wir etwas Zeit haben. Aus meiner Kenntnis und aus den Gesprächen mit den Freunden und der Klinikleitung weiss ich, dass die Teilzeitmodelle in Schweden auch wesentlich besser organisiert sind und dass viel Wert auf eine vernünftige ortsnahe Betreuung der Kinder gelegt wird, so dass ich mir durchaus vorstellen könnte, nach meiner Beurlaubung auch hier einzusteigen.

Wir gehen jedenfalls sehr positiv gestimmt nach Schweden und freuen uns auf die nächste Zukunft dort.

3.9 Schweiz

In der Schweiz ist die Arbeitslosenquote seit Jahren auf einem niedrigen Niveau (derzeit zwischen 3 und 4 %), allerdings mit leicht steigender Tendenz. Auch für Jugendliche und ältere Erwerbspersonen stellt sich der Arbeitsmarkt grundlegend positiv dar. Dank der im europäischen Vergleich – trotz der internationalen Finanzkrise – hervorragenden Lage für Fach- und Führungskräfte, ist die Schweiz zu einem europäischen Einwanderungsland ersten Ranges geworden. Nicht alle Schweizer sind von dieser Entwicklung begeistert. Landwirtschaft, Industrie, Dienstleistungsbranchen und vor allem das Gesundheitswesen wären heute ohne ausländische Arbeitskräfte nicht mehr funktionsfähig.

Aus den Berichten deutscher Studenten und Arbeitskräfte geht ganz überwiegend hervor, dass die Schweizer Bevölkerung als sehr freundlich und hilfsbereit empfunden wird. Erstaunen rufen die hohen Lebenshaltungskosten in der Schweiz hervor. Die höheren Einkommen können das nicht immer kompensieren. Das Schweizer Preisniveau liegt etwa ein Drittel über dem Deutschen. Wer die Berge liebt, kommt natürlich in der Schweiz besonders auf seine Kosten.

Die nach wie vor dennoch hervorragenden Rahmenbedingungen haben auch zu einem regen Zulauf von Ärzten aus Deutschland geführt. Ausschlaggebend hierfür sind vor allem die attraktiven Arbeitsbedingungen und die guten Verdienstmöglichkeiten. Ende September 2007 waren bei der Verbindung der Schweizer Ärzte (FMH) 2.864 Mitglieder mit einem deutschen Studienabschluss registriert. Drei Jahre zuvor war es noch knapp die Hälfte. Deutsche Ärzte stellen somit inzwischen rund 10 % aller berufstätigen Ärzte in der Schweiz.

Gesundheitssystem und ärztliche Versorgung

In der Schweiz gibt es keine staatlichen Krankenkassen. Jeder Einwohner (Einheimische und Ausländer) muss sich für die Behandlungskosten bei Krankheit versichern (Krankenversicherungsgesetz, KVG). Die Zahlung der Prämie ist allein Sache des Versicherten. Alle Krankenversicherungen sind verpflichtet, jeden Antragsteller in die Basisversicherung aufzunehmen. Die Monatsprämie für die seit 1996 obligatorische Grundversicherung ist von Kanton zu Kanton unterschiedlich. Sie betrug 2007 für Erwachsene ab 26 Jahren im Schnitt 313 Fr. (207 EUR).

Die Finanzierung der Krankenhäuser erfolgt in einem Mischsystem, an dem Versicherte, Versicherungen und Kantone beteiligt sind. Die Kosten, die in Privatkliniken entstehen, sind allenfalls teilweise durch die Versicherungen abgedeckt. Zahnbehandlungen gehören nicht zum Leistungskatalog der

Grundversicherung, hier muss eine private Zusatzversicherung abgeschlossen werden. Ärzte sind als Leistungserbringer für die obligatorische Krankenversicherung zugelassen, wenn sie das eidgenössische Diplom besitzen und über eine vom Bundesrat anerkannte Weiterbildung bzw. über einen gleichwertigen (ausländischen) wissenschaftlichen Befähigungsnachweis verfügen. (vgl.: Schweizer Bundesgesetz über die Krankenversicherung Art. 36).

Die Ärztedichte liegt laut OECD (OECD Health Data 2009, June 2009) mit 3,9 berufstätigen Ärzten auf 1.000 Einwohner im oberen Bereich der untersuchten Staaten. Mit einem Anteil von 10,8 % am Sozialprodukt liegt die Schweiz auch hier mit 2 % über dem OECD-Durchschnitt.

Ab 2012 gelten auch in den Schweizer Spitälern leistungsbezogene Fallpauschalen (SwissDRG). Dies könnte zu ähnlichen Strukturveränderungen wie in Deutschland führen, etwa dass kleinere Kliniken im neuen System wegen zu geringer Fallzahlen nicht mehr konkurrenzfähig sind.

Heute ist in der politischen Diskussion – ähnlich wie in Deutschland – eher wieder von einem Ärztemangel die Rede. So wird zunehmend berichtet, dass Praxen auf dem Lande nicht mehr weitergeführt werden können, da keine Nachfolger gefunden werden können. Ein Problem bildet demnach besonders die Alterspyramide bei den Medizinern in der Grundversorgung. Zu den Grundversorgern werden Fachärzte für Allgemeinmedizin, Fachärzte für Allgemeine Innere Medizin, Ärzte ohne Facharzttitel bzw. Praktische Ärzte und Fachärzte für Pädiatrie gezählt.

Auch der zunehmende Frauenanteil und die damit einhergehende Zunahme der Teilzeitarbeit wird als problematisch in diesem Zusammenhang betrachtet. Insgesamt oder zumindest regional wird für die Zukunft eine Unterversorgung im ambulanten medizinischen Bereich befürchtet. Die derzeitigen Ausbildungskapazitäten der Schweiz reichen nach den Einschätzungen der Politiker und Statistiker bei weitem nicht aus, um den künftigen Ersatzbedarf zu decken (vgl.: Stellungnahme des Schweizer Bundesrats vom Mai 2009 – http://www.parlament.ch/d/suche/seiten/geschaefte.aspx?gesch_id=20093210).

Gegenwärtig sind lt. der gleichen Stellungnahme 4.270 Ärzte im stationären Sektor (30 % aller im stationären Sektor beschäftigten Mediziner) beschäftigt, die über ein ausländisches Ärzteexamen verfügen. Mehr als 2.500 der Prüfungen waren in Deutschland abgelegt worden. Im ambulanten Bereich sind insgesamt ca. 2.200 Mediziner mit einem ausländischen Ärzteexamen tätig. Damit gibt es in der Schweiz einen Anteil von mehr als 22 %, die über eine ausländische Qualifikation verfügen. Ohne diese Personengruppe wäre die Gesundheitsversorgung in der Schweiz heute nicht mehr sicherzustellen.

Bezüglich der ständigen ausländischen Wohnbevölkerung hat das Schweizerische Bundesamt für Migration zu Beginn des Jahres 2009 festgestellt, dass im Jahr 842 Ärzte, die dauerhaft in der Schweiz lebten, die deutsche Nationalität hatten.

Sprachanforderungen

In der deutschsprachigen Schweiz ist die deutsche Sprache ausreichend. Es wird aber erwartet, dass deutsche Ärzte Schweizerdeutsch verstehen, da viele Patienten nicht Hochdeutsch sprechen.

Famulaturen und PJ

Die Bundesvereinigung der Medizinstudierenden in Deutschland (bvmd) vermittelt gegen eine Gebühr Famulaturen weltweit. Für Studierende, die auf eigene Faust Stellen für die Famulatur suchen wollen, stellt der bvmd auf seiner Seite eine Liste mit geeigneten Hochschulkliniken weltweit zur Verfügung (http://bvmd.de/ausland/scope/krankenhaeuser/).

Natürlich kann man sich auch auf eigene Faust direkt bei entsprechenden Kliniken bewerben. Sowohl bei der Bewerbung über den bvmd wie auch bei der Direktbewerbung sollte man mindestens sechs Monate Bewerbungszeit einplanen. Famulaturen an Schweizer Kliniken werden überwiegend als lehrreich und arbeitsintensiv beschrieben. Der Umgang mit dem ärztlichen Personal wird als kollegial und freundlich empfunden. Hervorgehoben werden häufig auch die im Vergleich mit Deutschland als flacher empfundenen Hierarchien.

Bei der Planung eines PJ sollte man sich auf jeden Fall mit dem zuständigen Landesprüfungsamt eng abstimmen, da die Ausbildung in der Schweiz das Praktische Jahr nicht kennt. Am ehesten entspricht die Funktion „Unterassistent" den Inhalten des deutschen PJ. Meist erhält man auf dieser Basis einen Vertrag, was den Vorteil hat, dass man ein kleines Gehalt bekommt.

Weiterbildungsmöglichkeiten für Assistenzärzte

Die bilateralen Abkommen zwischen der Schweiz und der EU von 1999 umfassen sieben spezifische Bereiche, darunter die Personenfreizügigkeit als eines der sektoriellen Abkommen. Dieses sektorielle Abkommen regelt im Anhang III einerseits die gegenseitige Anerkennung der Diplome der vier Medizinalberufe (Arzt, Zahnarzt, Tierarzt und Apotheker) und andererseits die gegenseitige Anerkennung der Weiterbildungstitel in Human- und Zahnmedizin (Abkommen vom 21. Juni 1999 zwischen der Schweizerischen

Eidgenossenschaft einerseits und der Europäischen Gemeinschaft und ihren Mitgliedstaaten andererseits über die Freizügigkeit (SR 0.142.112.681).

Auf der Homepage der Schweizer Ärzteschaft (FMH – Foederatio Medicorum Helveticorum) kann man sich informieren, welches Spital wie lange für welches Gebiet eine Weiterbildungsberechtigung hat. Das folgende Diagramm zeigt eine Übersicht über die Weiterbildungsstellen nach Fachgebieten.

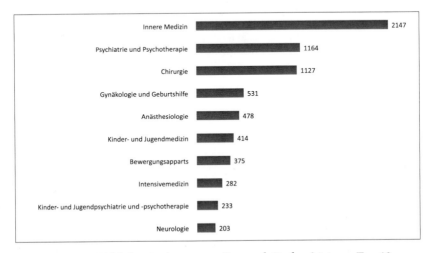

Abbildung 23: Zahl der Assistentenstellen nach Fachgebieten – Top 10
Diagramm: Manfred Bausch; Quelle: Verbindung der Schweizer Ärzte (FMH) 2009 - Daten zum 31.12. 2008

Demnach gab es mit Abstand die meisten Stellen in der Inneren Medizin, der Psychiatrie und Psychotherapie sowie in der Chirurgie.

Der deutsche Studienabschluss in Medizin ist in der Schweiz grundsätzlich anerkannt. Die Stellenvermittlung für Assistenzärzte ist nicht reglementiert. Insgesamt sind die Hürden weniger hoch als in anderen europäischen Ländern. Wesentlich schwieriger gestaltet sich z.B. der Zugang zu einer Weiterbildung in Frankreich und Großbritannien.

Man kann sich unmittelbar bei den Kliniken bewerben, die eine Weiterbildungsberechtigung für die gesuchte Facharztausbildung haben. Eine Übersicht hierzu findet man ebenfalls auf der Homepage der FMH. Mit den Bewerbungen sollte man etwa ein Jahr vor der beabsichtigten Arbeitsaufnahme beginnen, da manche Fachgebiete relativ lange Wartezeiten aufweisen. Die Bewerbungen können per Post oder Email eingereicht werden. Zunächst reichen Anschreiben und der Lebenslauf. Urkunden und Zeugnisse können ggfs. nachgereicht werden. Da in der Schweiz der Ausländeranteil am medizinischen Personal sehr hoch ist, sind auch die Klinikverwaltungen sehr erfahren bei den Einstellungsformalitäten von Deutschen und helfen bereitwillig bei allen Fragen.

Beschäftigungsmöglichkeiten für einzelne Arzt- bzw. Facharztgruppen

Laut Statistik der FMH gab es 2008 insgesamt 29.653 berufstätige Ärzte. Sie waren fast zu gleichen Teilen auf den ambulanten Sektor (50,9 %) und den stationären Sektor (47,6 %) aufgeteilt. In allen anderen Bereichen gab es nur 459 Ärztinnen und Ärzte (1,5 %). Der Frauenanteil an allen berufstätigen Ärzten betrug 34,6 %, der im stationären Sektor mit mehr als 40 % aber deutlich höher lag als im ambulanten Bereich (29,4 %). Im stationären Bereich waren die Assistenten in Weiterbildung mit insgesamt 7.101 Personen (54 % aller im stationären Sektor tätigen Mediziner) die größte Funktionsgruppe. Gleichzeitig war hier der Frauenanteil (53 %) am höchsten. Ähnlich wie in Deutschland findet eine Art „Feminisierung" des Arztberufs statt.

Knapp 22.000 Mediziner in der Schweiz verfügten über Facharztbezeichnungen. Die 12 größten Facharztgruppen sind in der folgenden Abbildung dargestellt:

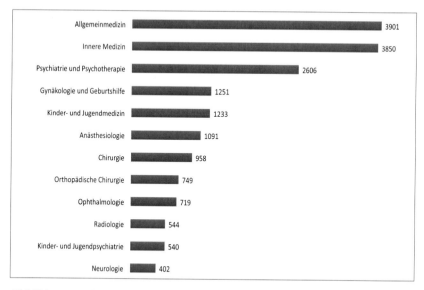

Abbildung 24: Verteilung der Fachärzte in der Schweiz – Top 12 Fachgebiete

Diagramm: Manfred Bausch; Quelle: Verbindung der Schweizer Ärzte (FMH) 2009 – Daten zum 31.12.2008

An den Schweizer Kliniken arbeiten Ärzte in folgenden Funktionen:

- *Unterassistenten* befinden sich etwa auf dem Niveau des PJ in Deutschland
- *Assistenten* befinden sich, wie in Deutschland in der Facharztausbildung. In seltenen Fällen sind auch Fachärzte als Assistenten tätig.
- *Oberassistenten* sind überwiegend Ärzte mit Facharzttitel. Die meisten warten auf eine reguläre Oberarztstelle.
- *Stellvertretende Oberärzte* sind meist Assistenzärzte im fortgeschrittenen Stadium der Weiterbildung
- *Oberärzte* sind ganz überwiegend Fachärzte.
- *Chefärzte* haben die gleiche Funktion wie in Deutschland.

Für die Niederlassung in der Schweiz gibt es seit 2002 Beschränkungen, um einer Überversorgung in einzelnen Regionen vorzubeugen. Die Facharztgruppen, die an der Grundversorgung teilnehmen (Allgemeinmedizin, Innere Medizin und Pädiatrie) sollen davon aber in Zukunft ausgenommen werden.

Im ambulanten Bereich kann es gelegentlich vorkommen, dass Deutsche und Schweizer um einen frei werdenden Praxissitz konkurrieren. Von einem schwunghaften Handel mit Praxen, wie vor einiger Zeit von den Medien kolportiert, kann jedoch keine Rede sein. Dennoch lohnt ein Blick in die einschlägigen Börsen (siehe links im Anhang).

Die meisten frei werdenden Praxen werden über persönliche Kontakte der Inhaber zu nahe gelegenen Kliniken vermittelt.

Für die Bewilligungserteilung zur selbstständigen Berufsausübung sind die Kantone (bzw. Kantonsärzte) zuständig, die für die Sicherung einer zuverlässigen medizinischen Versorgung auch kantonsspezifische Einschränkungen und Auflagen vorsehen können.

Soziale Sicherheit (Renten-, Kranken- Arbeitslosen- und Unfallversicherung)

Der Arbeitnehmeranteil an den Sozialabgaben beträgt je nach Altersstufe zwischen 13 % und 24 % vom Bruttogehalt. Hinzu kommt ein individuell, vom Versicherer festgelegter Festbetrag für den Versicherungsbereich Sachleistungen bei Krankheit und Mutterschaft. Der Durchschnittsbeitrag für Erwachsene beträgt rund 197 EUR. Für Kinder und Jugendliche unter 18 Jahren sind die Beiträge niedriger. Mit diesem Beitrag sind viele wesentliche Bereiche der Gesundheits- und Altersvorsorge wie Krankheit, Mutterschaft, Invalidität aber auch Sozialleistungen für Hinterbliebene und bei Arbeitslosigkeit abgesichert. Auf den Betrag, der nach Abzug der Sozialabgaben übrig bleibt, wird nach einem progressiven Tarif die Einkommensteuer erhoben.

Aufenthaltsrecht

Aufenthalte von weniger als drei Monaten müssen nicht angemeldet werden. Für Bürger der 15 alten EU-Staaten besteht ansonsten freier Zugang zum schweizerischen Arbeitsmarkt. Wer einen Arbeitsvertrag hat, erhält eine Aufenthaltsbewilligung. Die Anmeldung sowie der Antrag auf Erhalt der Aufenthaltsbewilligung erfolgt vor Arbeitsbeginn bei der Einwohnerkontrolle der Wohngemeinde (gültiges Reisedokument, Arbeitsvertrag oder Arbeitsbestätigung sind vorzulegen).

Arbeitsrecht / Verdienst

Seit Anfang des Jahres 2005 herrscht in der Schweiz ein neues Arbeitszeitgesetz für Ärzte. Es sieht unter anderem vor, dass diese planmäßig nicht mehr als 50 Stunden pro Woche arbeiten dürfen. Das stellt neue Anforderungen an die Planung der Dienstzeiten in Schweizer Kliniken. Das Arbeitszeitgesetz gilt für alle Assistenzärzte sowie für die meisten Oberärzte und Spitalfachärzte. Die Einführung der 50-Stunden-Woche hat zu einem größeren Stellenbedarf in den Kliniken geführt, der mit einheimischen Ärzten allein nicht gedeckt werden kann.

Die Schweizer Gehälter variieren von Kanton zu Kanton. Im Durchschnitt verdienen Assistenzärzte zwischen 3.200 und 6.200 EUR, Oberärzte bekommen zwischen 5.600 und 7.200 EUR. Das sind aber nur Durchschnittswerte. Die Gehälter sind von Kanton zu Kanton unterschiedlich und können bis zu 1.000 EUR differieren. Arbeitnehmer haben Anspruch auf mindestens vier Wochen Urlaub pro Jahr.

Das durchschnittliche AHV-pflichtige Einkommen (AHV = Alters- und Hinterlassenenversicherung), also sozialversicherungspflichtige Einkommen von niedergelassenen Ärzten in der Schweiz beträgt laut Schweizer Ärztevereinigung (FMH) rund 174.000 SFR (ca. 115.000 EUR). Das wären etwa 9.583 EUR im Monat. Bezogen auf diesen Durchschnittswert erreichen Kinderpsychiater (63,6 %), Psychiater (72,3 %) und Pädiater (87,3 %) die niedrigsten Durchschnittseinkünfte.

Am anderen Ende der Skala befinden sich Radiologen (158,5 %), Ophtalmologen (Augenärzte) (159,3 %) und Neurochirurgen (179,1 %). Allgemeinmediziner erzielen dagegen ein durchschnittliches Einkommen. Dabei ist zu berücksichtigen, dass es auch hier deutliche kantonale Unterschiede gibt.

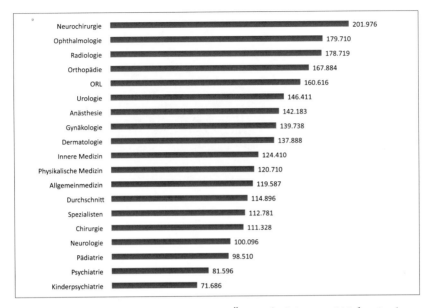

Abbildung 25: Die Gruppen der „freien Ärzteschaft" unter 66 Jahre in der Schweiz nach Einkommen in EUR

Nützliche Adressen und Links

Allgemeine Informationen für Deutsche, die in die Schweiz umsiedeln wollen:
http://www.hallo-schweiz.ch/

Informationen für Grenzgänger – EURES-Broschüre:
http://www.jobs-ohne-grenzen.org/fileadmin/downloads/Grenzgaenger2009.pdf

Allgemeine Jobbörsen:
Staatliche Arbeitsvermittlung – http://www.treffpunkt-arbeit.ch
Stellenbörse – http://www.jobclick.ch

Stellenbörsen – www.jobs.ch, www.jobwinner.ch, www.jobscout24.ch, http://www.stellen.ch, http://www.jobsuchmaschine.ch
Links zu Vermittlern und Stellenbörsen – http://www.stellenlinks.ch
Verzeichnis der privaten Arbeitsvermittler – http://www.avg-seco.admin.ch
Verband der Personaldienstleister – http://www.swissstaffing.ch

Allgemeine Informationen für Ärztinnen und Ärzte: Verbindung der Schweizer Ärztinnen und Ärzte (FMH)
http://www.fmh.ch/

Vermittlung von Praxen:
http://www.kwp-consult.de/
http://www.praxsuisse.ch/de

Personalvermittlung für angestellte Mediziner:
http://www.topjobs.ch/JS24Web/de/Jobs/Medizin.aspx

Interview Schweiz

Mit Renate. T. Oberärztin Psychotherapie

Was waren die wichtigsten Motive, in der Schweiz zu arbeiten?

Es war vor allem die bessere Ausstattung und Organisation in den Kliniken, die mich angesprochen haben. Die Arbeitszeiten werden exakter eingehalten, zumindest in der Psychotherapie, in der ich in einer relativ kleinen Klinik tätig bin. Im Gegensatz zu Deutschland ist auch klar: Bereitschaftsdienst zählt als Arbeitszeit. Hinzu kommt – zumindest ist das mein Eindruck – eine bessere Ausbildung des Pflegepersonals und ein günstigerer Pflegeschlüssel.

Worin liegt der Vorteil als Pendlerin von der deutschen Grenzregion aus zu arbeiten?

Die Vorteile halten sich eher in Grenzen, vor allem wenn man weniger als 120 Tsd Schweizer Franken im Jahr verdient, ob man pendelt oder in der Schweiz lebt. Insgesamt ist das Gehaltsniveau im Klinikbereich allerdings 20 bis 25 % höher. Verdient man mehr als 120 Tsd. SF ist es steuerlich allerdings meist wesentlich günstiger in der Schweiz zu leben.

Pendler müssen in der Schweiz eine Quellensteuer bezahlen, die aber dann bei der Besteuerung in Deutschland angerechnet wird. Wenn man lange genug in der Schweiz gearbeitet hat, erhält man auch die Altersbezüge von dort. Im Falle der Arbeitslosigkeit ist auf jeden Fall die Absicherung besser. Man erhält dann 80 % des letzten Gehalts, allerdings gibt es so gut wie keine arbeitslosen Ärzte in der Schweiz.

Welche Probleme gibt es bei der Anerkennung einer in Deutschland durchgeführten Weiterbildung?

Deutsche Facharztausbildungen werden in der Schweiz meist problemlos anerkannt.

Werden in der Schweiz abgeleistete Weiterbildungen problemlos in Deutschland anerkannt?

Umgekehrt werden in der Regel auch in der Schweiz abgeleistete Weiterbildungen, sofern sie vergleichbar sind, auch in Deutschland anerkannt. Insgesamt erscheint mir die Weiterbildung in der Schweiz besser organisiert und strukturiert zu sein.

Wie ist das Verhältnis zwischen Deutschen und Schweizer Kollegen?

Ich habe bisher keinerlei Probleme damit gehabt. In manchen kleineren Spitälern, vor allem im grenznahen Bereich, ist die Situation oft so, dass die Hälfte der Ärzteschaft aus Deutschen besteht, hinzu kommen Ärzte weiterer Nationalitäten, so dass oft recht bunte internationale Teams entstehen. Daraus ergeben sich aber seltenst irgendwelche Spannungen.

Welche Rolle spielt die Sprache in der Deutschschweiz, das „Schwyzerdütsch" im Umgang mit den Patienten?

Man muss es nicht unbedingt selbst sprechen können, aber nach einer Zeit sollte man in der Lage sein, alle Patienten gut zu verstehen. Das ist durchaus ein Prozess, der sich über Monate hinziehen kann.

Gibt es an Schweizer Kliniken auch so ausgeprägte Hierarchieformen wie in vielen deutschen Kliniken?

Es ist sicherlich nicht mit Deutschland vergleichbar. Meist herrscht ein sehr kollegialer Umgangston auf allen Hierarchieebenen und die leitenden Ärzte sind auch jederzeit für die Probleme der Assistenzärzte direkt ansprechbar.

Welche Facharztgruppen werden in der Schweiz besonders gesucht?

Nach meiner Wahrnehmung werden vor allem in der Psychiatrie, der Chirurgie, der Inneren und der HNO-Medizin Ärzte gesucht. Auch niedergelassene Allgemeinmediziner oder Internisten, die am Hausarztmodell interessiert sind, das es in der Schweiz schon länger gibt als in Deutschland, werden gesucht.

Die Niederlassung läuft meist über den direkten Kontakt mit Ärzten, die ihre Praxis aufgeben bzw. verkaufen wollen. Diese bestimmen so letztlich auch ihre Nachfolger. Entscheidend für die Zulassung von Ärzten ist der jeweilige Kanton in Gestalt des Kantonarztes.

Wie beurteilen Sie die Entwicklung des Gesundheitswesens in der Schweiz?

Die Entwicklung sehe ich eher mit gemischten Gefühlen. Auch in der Schweiz wird gegenwärtig an einem neuen Finanzierungsmodell für Spitäler gearbeitet, in dem – wie in Deutschland – Fallpauschalen eine Rolle spielen. Schon jetzt gibt es Befürchtungen, dass kleinere Häuser dem daraus entstehenden Druck nicht werden standhalten können. Insgesamt scheint sich die Lage der in Deutschland stark anzugleichen.

Etliche Schweizer Kliniken haben auch Verträge mit deutschen Krankenkassen, das gibt es natürlich auch umgekehrt, so dass z.B. in Deutschland versicherte Patienten über ihre Kassen auch Klinikleistungen in der Schweiz in Anspruch nehmen können.

Im niedergelassenen Bereich gibt es inzwischen viele Gemeinschaftspraxen – auch hier scheint es Parallelen zu Deutschland zu geben.

3.9 Schweiz

Wie findet man Stellen in der Schweiz?

Da gibt es viele Wege. Viele Stellen sind im Deutschen Ärzteblatt ausgeschrieben. Auch die Verbindung der Schweizer Ärztinnen und Ärzte – FMH – das Pendaent zur Bundesärztekammer veröffentlicht freie Stellen. Manche haben eine Stelle gefunden, indem sie auf gut Glück Initiativbewerbungen bei Kliniken ihrer Wahl platziert haben; andere sind einfach in die Schweiz gefahren und haben – durchaus mit Erfolg – versucht, persönliche Vorstellungstermine vor Ort zu bekommen.

3.10 USA

In den USA werden die Hürden für ausländische Ärzte sehr hoch gelegt. Eine ärztliche Tätigkeit dort ist grundsätzlich nur nach dem Ablegen der von Prüfungen möglich, wie sie auch amerikanische Mediziner ablegen müssen. Selbst Fachärzte, die schon über Jahre in Deutschland erfolgreich tätig waren, müssen sich diesen Examina stellen.

Gesundheitssystem und ärztliche Versorgung

Zur Zeit wird in den USA sehr heftig über die Reform der Gesundheitsfürsorge gestritten. Diese Reform gilt als einer der Eckpfeiler der Politik der Regierung Obama. Bei der Reform geht es unter anderem um die nahezu 46 Millionen Amerikaner ohne Krankenversicherung, die endlich in den Genuss einer Mindestversorgung kommen sollen. Die Reform sieht aber auch vor, dass sich die Regierung aus persönlichen Entscheidungen über die Gesundheitsfürsorge heraushält und jedem die Möglichkeit gibt, die bisherige Versicherung zu behalten, wenn man mit ihr zufrieden ist.

Grundsätzlich ist es bisher Sache jedes einzelnen Bürgers, für den eigenen Krankenversicherungsschutz zu sorgen. Die Krankenversicherung durch den Arbeitgeber ist keine Pflicht, sondern ausschließlich eine freiwillige Leistung des jeweiligen Arbeitnehmers. Nur US-Bürger über 65 Jahre sind bisher über den Staat versichert. Für Menschen mit extrem niedrigem beziehungsweise keinem Einkommen übernimmt der Staat nur in medizinischen Notfällen die Kosten einer Behandlung. Reguläre medizinische Betreuung müssen sie komplett selbst finanzieren. Generell sind die Prämien der privaten Krankenversicherungen sehr hoch. Große Unternehmen können durch Gruppenrabatte günstigere Tarife aushandeln. Kleine Betriebe können das in der Regel nicht leisten. Deshalb sind viele Arbeitnehmer in den USA entweder gar nicht oder unterversichert. Eine Alternative zu privaten Versicherungen, die genauso wie bei uns arbeiten, sind die so genannten Health Maintenance Organisations (HMOs): Sie bilden mit ausgewählten Ärzten und Krankenhäusern ein geschlossenes System. Die Mitglieder zahlen einen festen Beitrag und werden dafür in den kooperierenden Einrichtungen behandelt.

Sprachanforderungen

Fließend Englisch/Amerikanisch, uU nachgewiesen durch ein TOEFL-Zertifikat

Ableistung von Famulaturen

Wer in den USA famulieren oder sein PJ machen möchte, braucht sich in aller Regel nicht um amerikanische Prüfungen zu kümmern – die deutschen Studienleistungen werden zum Absolvieren der so genannten „elective rotations" von den meisten amerikanischen Universitäten anerkannt.

Generell ist zwischen einem „Elective" und einem „Observership" zu unterscheiden. Beides entspricht einer deutschen Famulatur, die Anerkennung sollte aber natürlich mit dem jeweiligen Landesprüfungsamt abgestimmt werden.

Nicht alle Universitäten nehmen ausländische Medizinstudenten für eine Famulatur auf. Unter http://services.aamc.org/eec/students/ können Hochschulen gezielt gesucht werden, die ausländische Studenten für eine Famulatur annehmen.

Berichte von deutschen Studenten, die in den Vereinigten Staaten famuliert haben, sind durchweg ausgesprochen positiv (z.B. http://www.thieme.de/viamedici/laender/usa/boston_2009.html)

Manche Universitäten verlangen USMLE (United States Medical Licensing Examination) Step 1.

Für eine Famulatur ist normalerweise ein Tourist-Visum ausreichend. Es sind Studiengebühren zu entrichten, die für eine einmonatige Famulatur einem Zwölftel der Studiengebühren der jeweiligen Universität entsprechen. Das können bis zu drei- bis viertausend USD (2.000 bis 2.700 EUR) sein. Für den Patientenkontakt ist eine nach US-Standard ausreichende Versicherungsdeckung nachzuweisen. Impfschutz muss nachgewiesen werden (insb. Hepatitis B und C, Masern, Mumps, Röteln, Windpocken).

Überwiegend werden die flachen Hierarchien gewürdigt und die enge Verzahnung von Lehre, Forschung und Praxis gelobt.

Für ein „Observership" sind außer dem nachzuweisenden Impfstatus keine weiteren formalen Voraussetzungen zu erfüllen. Ein Nachteil einer „Observership" liegt darin, dass keine Patientenuntersuchungen erlaubt sind, da dies versicherungsrechtlich nicht abgedeckt ist. Davon abgesehen stehen den Teilnehmern aber die gleichen Angebote offen wie beim „Elective".

Für die Vorbereitung einer Famulatur in den USA sollten mindestens rund sechs Monate einkalkuliert werden.

Die Bundesvereinigung der Medizinstudierenden in Deutschland (bvmd) vermittelt gegen eine Gebühr Famulaturen weltweit. Für Studierende, die auf eigene Faust Stellen für die Famulatur suchen wollen, stellt der bvmd auf seiner Seite eine Liste mit geeigneten Hochschulkliniken weltweit zur Verfügung (http://bvmd.de/ausland/scope/krankenhaeuser/).

Für Auslandsaufenthalte zu Studiumszwecken außerhalb Europas, sowie in der Türkei und in Island stellt der Deutsche Akademische Austauschdienst (DAAD) eine begrenzte Anzahl an Fahrtkosten-Zuschüssen zur Verfügung. Diese können ausschließlich über die bvmd beantragt werden.

Praktisches Jahr

Leistet man ein ganzes oder halbes PJ-Tertial im Ausland (ausgenommen EU-Länder, Schweiz, Norwegen, Liechtenstein) ab, so kann man sich für einen Fahrtkostenzuschuss des DAAD bewerben. Der Zuschuss liegt hier je nach Land zwischen 101 und 708 EUR. Vermittelt und vergeben wird der Fahrtkostenzuschuss für Mediziner ausschließlich durch die Bundesvereinigung der Medizinstudierenden in Deutschland (bvmd). In den letzten Jahren haben über 80 % der Bewerber diesen Zuschuss erhalten.

Die wichtigste Frage, die man vor Antritt des Tertials klären sollte, ist die Frage der Anerkennung durch das zuständige Landesprüfungsamt. Damit die im Ausland verbrachte Zeit in Deutschland nicht nachgeholt werden muss. Welche Kliniken in welchen Ländern akzeptiert werden, variiert von Bundesland zu Bundesland. Prinzipiell kann man sagen, dass es sich um Lehrkrankenhäuser von Universitäten handeln sollte und der Standard der medizinischen Ausbildung als gleichwertig vom LPA gewertet werden muss. Manche Landesprüfungsämter, z.B. das hessische, führen Listen mit ausländischen Kliniken, bei denen die Anerkennung gesichert ist. Um ein klärendes Gespräch mit der Auslandsberatung des Dekanats und dem zuständigen LPA kommt man also nicht herum.

Beschäftigungsmöglichkeiten für einzelne Arzt- bzw. Facharztgruppen

Der Arbeitsmarkt in den Vereinigten Staaten unterliegt denselben konjunkturellen Schwankungen, wie alle anderen Märkte. Informationen über die Beschäftigungslage und Prognosen zu einzelnen Berufen erhalten Sie auf den Webseiten des „Bureau of Labor Statistics" unter www.bls.gov. In der Rubrik „Occupational Outlook Handbook" gibt es zu fast allen Berufen ausführliche Hinweise.

In den USA wird ähnlich wie in Deutschland ein zunehmender Ärztemangel beklagt, der einmal durch das schnelle Wachstum der Bevölkerung aber zum anderen auch durch die tendenzielle Stagnation bei den Absolventenzahlen der „medical schools" beeinflusst wird. Hinzu kommt, auch hier ähnelt die Debatte der deutschen, die ungünstiger werdende Alterspyramide der amerikanischen Ärzteschaft. Ein Drittel hat das 55. Lebensjahr überschritten, zudem besteht eine zunehmende Neigung zur Frühpensionierung. Vor diesem

Hintergrund gibt es durchaus eine Debatte, den vielen ausländischen Ärzten in den USA ein dauerhaftes Aufenthaltsrecht zu erleichtern.

Generell gibt es also sehr gute Aussichten für alle Fachrichtungen! In den kommenden 10 Jahren wird eine Zunahme um ca. 90.000 bis 100.000 (+14,24 %) Ärzten in den USA erwartet. Der Bedarf wird nicht nur durch Absolventen in den USA zu decken sein. Besonders gute Chancen gibt es für Ärzte bzw. Chirurgen im Bereich der Inneren Medizin und ganz allgemein für Ärzte, die bereit sind, in ländlichen oder einkommensschwachen Gebieten zu arbeiten.

Die Berufsaussichten für Ärzte werden von den Statistikern des amerikanischen Arbeitsministeriums sehr optimistisch eingeschätzt: „Opportunities for individuals interested in becoming physicians and surgeons are expected to be very good." (http://stats.bls.gov/oco/oco20016.htm).

Zusätzlich zu den generellen Wachstumserwartungen für diesen Bereich wird es aufgrund der ungünstigen Alterspyramide und der daraus resultierenden Pensionierungswelle in den kommenden zehn Jahren einen besonders hohen Ersatzbedarf an Ärzten geben.

Es wird erwartet, dass die Beschäftigtenzahlen bei Ärzten deutlich schneller ansteigen werden als der Durchschnitt aller Beschäftigten. Die Berufsperspektiven werden insgesamt als sehr gut eingeschätzt, vor allem aber für Hausärzte, Internisten und Frauenärzte und für Ärzte, die in ländlichen und Regionen mit sozialen Brennpunkten arbeiten wollen.

Der überdurchschnittliche Anstieg der Beschäftigung bei Ärzten wird u.a. stark beeinflusst durch die rasche und andauernde Entwicklung der gesamten Medizin- und Gesundheitsbranche. Hinzu kommen weiteres Wachstum und die Alterung der Gesellschaft, die überall zusätzliche medizinische Dienstleistungen erfordern wird. Von diesen Dienstleistungen wird erwartet, dass sie die modernsten Technologien und Diagnose- und Therapieverfahren beinhalten, was ebenfalls beschäftigungssteigernd wirken dürfte.

3.10 USA

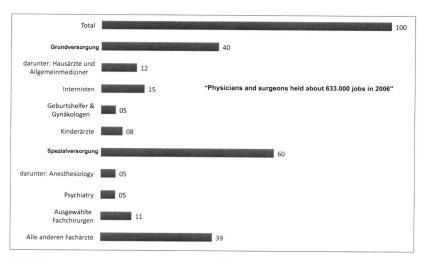

Abbildung 26: Verteilung berufstätiger Ärzte nach Fachrichtungen in den USA 2007 in %

Quelle: American Medical Association, Physician Characteristics and Distribution in the US, 2007

Eine differenzierte Übersicht über die Verteilung und künftige Projektion berufstätiger Ärzte in den USA bietet die "National Employment Matrix, employment by industry, occupation, and percent distribution, 2006 and projected 2016".

Eines der größten Onlineportale für die Stellensuche von Ärzten in den USA ist PhysEmp.com (http://www.physemp.com/physician_jobs/all_physician_jobs.html). Hier gab es Mitte September rund 16.000 Vakanzen. Eine Rangliste der zwölf am häufigsten genannten ärztlichen Fachgebiete und Tätigkeiten (im folgenden Diagramm) ergibt ein ziemlich deutliches Bild zum aktuellen konkreten Bedarf an medizinischem Personal. Ähnlich wie in Deutschland besteht auch in den USA ein besonders hoher Bedarf an Hausärzten (Family Practice).

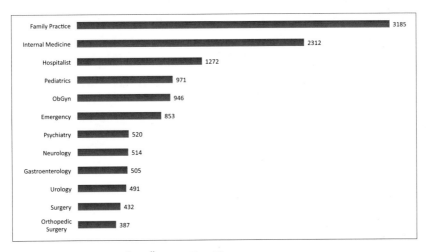

Abbildung 27: Gesuchte Ärzte – Top 12
Diagramm: Manfred Bausch; Quelle: PhysEmp.com

Prüfungen, die man für eine ärztliche Tätigkeit in USA ablegen muss

Ein Problem ist, dass eine ausländische Facharztausbildung – auch bei Absolvieren des US-Examens – nur in den allerseltensten Fällen in den USA anerkannt wird.

Wer also vorhat, später als eigenständiger oder sogar niedergelassener Arzt im „Land der unbegrenzten Möglichkeiten" zu arbeiten, kommt um eine komplette Residency dort nicht herum. Wer in Erwägung zieht, nur einmal als deutscher Facharzt für eine begrenzte Zeit nach Amerika zu gehen und dort unter Anleitung eines amerikanischen Vorgesetzten zu arbeiten, kann sich auf das Absolvieren des US-Examens beschränken.

Das ECFMG Standard Certificate ist die Voraussetzung für eine zeitlich befristete höchstens sieben Jahre dauernde klinische Tätigkeit in USA (ECFMG = Educational Commission for Foreign Medical Graduates).

Eine Tätigkeit in den USA ist für Ärzte mit Approbation innerhalb des so genannten Residency Program, (Weiterbildungsprogramm, das auch als Einstieg für Fachärzte notwendig ist), möglich. Das ECFMG Zertifikat wird nach Bestehen von Step 1 und Step 2 des USMLE-Examens (United States Medical Licensing Examination) und des so genannten Clinical Skills Assessment Test (CSA) ausgestellt. Letzterer wurde in den Step 2 des USMLE (USMLE Step 2 CS) mit aufgenommen. Die Prüfungen für Step 1 und Step

2 des USMLE werden von dem ECFMG (Educational Commission for Foreign Medical Graduates) in Deutschland in vier Städten (Berlin, Hamburg, Frankfurt und München – s. http://www.stethosglobe.de/campus/serien/examina/1.php) abgenommen. Inzwischen wurde der schriftliche Test durch einen Computer-Test ersetzt. Prüfungstermine werden über das ganze Jahr verteilt angeboten.

Ärzte, die dieses Verfahren erfolgreich durchlaufen haben, erhalten das „Standard ECFMG Certificate". Dieses Dokument ist Voraussetzung, um eine Weiterbildungsstelle in den USA antreten zu können bzw. in einem Residency-Programm arbeiten zu können. Die Vergabe des ECFMG-Certificates hat sich in den letzten Jahren geändert. Mussten ausländische Studenten früher noch den TOEFL ablegen und den praktischen CSA-Test bestehen, fällt der TOEFL heutzutage weg. Alle weiteren wissenswerten Details findet man im ECFMG Information booklet, das man auf der entsprechenden ECFMG-Site herunterladen kann: http://www.ecfmg.org/usmle/centers.html#europe.

Der CSA, ein praktischer Test mit Schein-Patienten, der bislang nur für ausländische Bewerber, jedoch nicht für US-Studenten galt, wurde abgeschafft und durch einen zweiten Teil des Step 2 ersetzt, den nun auch alle US-Absolventen bestehen müssen. Das führt dazu, dass der Multiple-Choice Test im Step 2 nun als Step 2 CK (Clinical Knowledge) und der praktische (ehemalige CSA) Test nun als Step 2 CS (Clinical Skills) bezeichnet wird.

Ohne eine gewisse Basis an klinischer Erfahrung hat man es als deutscher Student mit dem Examen zum Step 1 sehr schwer, da schwierige klinische Fragen aus den Bereichen der Mikrobiologie, der Biochemie und der Pharmakologie gestellt werden.

Beim Step 2 CS müssen 12 Scheinpatienten befragt und bewertet werden. Sie spielen typische Erkrankungen vor, die man in der Ambulanz sehen kann. Für Deutsche ist es allerdings ungewohnt, mit Schauspiel-Patienten umzugehen. Die knappe Zeit ist auch eine schwierige Hürde. In 15 Minuten muss man eine Anamnese erheben, den Patienten gezielt untersuchen und ihn auf weitergehende Untersuchungen vorbereitet haben.

(Vgl.: http://www.thieme.de/viamedici/pruefung/usmle/erfahrungsbericht.html#anker3

Soziale Sicherheit (Renten-, Kranken-, Arbeitslosen- und Unfallversicherung)

Ein einheitliches System in Bezug auf alle Bereiche der sozialen Sicherung gibt es in den Vereinigten Staaten von Amerika nicht. Eine Altersgrundsicherung bietet hier ausschließlich die „Social Security". Erwerbstätige Bürger erhalten eine neunstellige Sozialversicherungsnummer (SSN), um die monatlichen Einzahlungen aufzuzeichnen. Unter www.ssa.gov ist ein Antrag beim Sozialversicherungsbüro auch online verfügbar, dem weitere Unterlagen beizufügen sind, die das Lebensalter, die Identität und die Staatsbürgerschaft nachweisen. Zwischen den Vereinigten Staaten und der Bundesrepublik Deutschland (BRD) existiert ein Abkommen für Soziale Sicherheit, das die Beziehungen beider Länder für diesen Bereich regeln soll. In Bezug auf die Rentenzahlung gegenüber deutschen und amerikanischen Staatsbürgern im jeweilig anderen Vertragsstaat bestehen keine Einschränkungen. Auch wird durch das Abkommen auf beiden Seiten eine Doppelversicherung und damit die doppelte Beitragslast vermieden, wenn Unternehmen Mitarbeiter per Intercompany Transfer in ein Tochterunternehmen des jeweils anderen Landes entsenden. Für die Entsandten behalten dabei die Rechtsvorschriften über die Versicherungspflicht des Heimatstaates weiter Gültigkeit. Beachten Sie zu diesem Thema die Informationsschrift Nr. 82 „Versicherung bei Auslandsaufenthalt" oder nachfolgende Links im Internet: http://www.dvka.de

Aufenthaltsrecht

Zur Aufnahme einer Beschäftigung in den USA benötigt man ein entsprechendes Visum bzw. eine Arbeits- und Aufenthaltserlaubnis. Es ist nicht möglich, mit einem Touristenvisum einzureisen und eine Beschäftigung aufzunehmen oder die dafür notwendigen Dokumente während des Aufenthaltes in den USA zu beantragen. Das US-amerikanische Aufenthalts- und Arbeitserlaubnisrecht ist sehr kompliziert und für Laien kaum zu durchschauen. Für ausführliche Informationen und konkrete Fragestellungen sind das US-Generalkonsulat und die Konsularabteilung der US-Botschaft zuständig (www.usembassy.de).

Eines der größten Probleme für Deutsche in den USA dürfte das Visum sein, denn der angehende Resident bekommt meist nur ein J1-Visum zugeteilt: Nach 6 Jahren US-Aufenthalt heißt es dann, für mindestens 2 Jahre zurück in sein Heimatland zu gehen.

Eine weitere Möglichkeit, eine Aufenthaltsgenehmigung zu bekommen, ist, sich zu verpflichten, für mindestens 2 Jahre in ein medizinisch unterversorgtes Gebiet der USA zu gehen.

Zu den Ausnahmen von der Rückkehrpflicht nach 6 Jahren:

„The waiver can be obtained if the J-1 visitor can establish that (1) two years of foreign residence will subject his family members (who are either U.S. citizens or permanent residents) to extreme hardship; or (2) he will be subject to persecution if he returns to his home country or place of last residence; or (3) that his service is necessary to a government agency and his departure will be detrimental to the program or activity of that government agency." (Zitiert nach: http://immigrationlawyer-usa.com/J-1_visa.asp?TitleID=23&DetailID=63)

Wichtigster Grund dürfte die Feststellung sein, dass der weitere Aufenthalt wegen der vordringlichen und überragenden Bedeutung der Tätigkeit des Antragstellers unverzichtbar ist. Der beste Weg hierzu besteht darin, eine Ausnahmegenehmigung bzw. Verzichterklärung (waiver) bei einer so genannten Interested Government Agency (IGA) zu erlangen. Zu diesen IGA's gehören die Department of Health and Human Services (DHHS), Veteran Administration (VA), und die Appalachian Region Commission (ARC).

Voraussetzung für die Erlangung der Genehmigung ist in jedem Fall die Arbeit in einer medizinisch unterversorgten Gegend – health professional shortage area (HPSA).

Das ECFMG-Zertifikat, das man dann mit Erlangung der deutschen Approbation beantragen kann, ist dann allerdings inzwischen zeitlich unbegrenzt gültig. Dies gilt auch, wenn man vorerst keine Assistenzarztstelle in den USA beginnt.

Arbeitsrecht / Verdienst

Gesetzlich festgelegte Kündigungsvorschriften, wie wir sie aus Deutschland und anderen EU-Ländern kennen, sind in den Vereinigten Staaten gänzlich unüblich. So existiert ein besonderer Kündigungsschutz auch nur für Angestellte der Regierung. Gewerkschaftlich unorganisierte Arbeitnehmer verfügen über keinen Kündigungsschutz und können so für sich lediglich die Rechtsbestimmungen des englischen Common Law geltend machen, das sich durch Präzedenzfälle mit höchstrichterlichen Entscheidungen der Bundesgerichte und Gerichten der Einzelstaaten ergänzt.

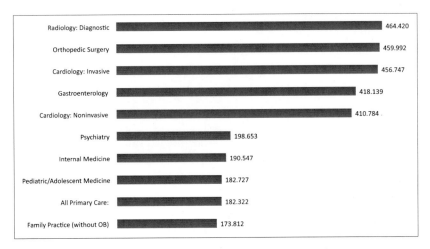

Abbildung 28: Mittlere Jahreseinkommen bei amerikanischen Arztgruppen in USD im Jahr 2007 – die fünf bestbezahlten und die fünf am schlechtesten bezahlten Arztgruppen

Diagramm: Manfred Bausch; Quelle: Medical Group Management Association, http://www.mgma.com/

Die Auswertung betrifft sowohl Ärzte im klinischen wie auch im ambulanten Bereich auf der einen Seite und angestellte und selbständige Ärzte auf der anderen Seite insgesamt. Es handelt sich jeweils um den Median, also das typische mittlere Einkommen und nicht um den Durchschnitt. Die Verhältnisse sind ähnlich wie in Deutschland: Radiologen sind Spitzenverdiener und Kinder- und Hausärzte am unteren Rand der Einkommensskala. Hier werden klare Parallelen zur Einkommensverteilung in Deutschland sichtbar.

Eine noch ausführlichere Liste über Verdienstmöglichkeiten für fast alle Facharztgruppen in den USA findet sich unter http://www.profilesdatabase.com/physician-compensation.html.

Nützliche Adressen, Literatur und Links

Vermittlungsmöglichkeiten für Ärzte:

Eine große Online-Plattform für die Vermittlung von Ärzten in den USA bietet American Medical Employment Network unter http://www.phyjob.com/

PhysEmp.com bietet angeblich rund 16.000 Vakanzen für arbeitsuchende Ärzte in den USA (http://www.physemp.com/physician_jobs/all_physician_jobs.html)

Alleine für Internisten waren im September 2009 hier 2.300 Angebote gelistet.

Ein weiteres Online-Portal bietet das New England Journal of Medicine unter http://careercenter.nejmjobs.org/search/results/index.cfm. Im September 2009 gab es hier landesweit mehr als 500 Stellenangebote.

Allgemeine Fragen zum Aufenthalt in den USA:
http://www.usembassy.de/

Allgemeine Fragen zum Arbeitsmarkt:
www.bls.gov

Informationen zu Prüfungen:
www.ecfmg.org

Literatur zur Vorbereitung auf die USMLE-Prüfungen:

Als Buch empfiehlt sich das allseits bekannte First Aid Step 1, das die wichtigsten Fakten auf übersichtlichen Seiten präsentiert und die Kaplan-Fragensammlung. First Aid for the USMLE Step1: 2009: A Student to Student Guide (First Aid for the USMLE Step 1).

Informationen zu den Kosten findet man auf der offiziellen Homepage der ECFMG und zwar unter www.ecfmg.org. Die Informationen dort sind viel wert und sollten sorgfältig durchgelesen werden. Step 1 und Step 2 CK können in Deutschland absolviert werden, wobei eine Auslandsgebühr von ungefähr 150$ hinzukommen. Der praktische Test Step 2 CS kann inzwischen nicht mehr nur in Philadelphia, sondern auch in Chicago, Atlanta, LA und Houston abgelegt werden. Die Reihenfolge, in der Step 1, 2 CK und 2 CS abgelegt werden, ist im Übrigen irrelevant, für CS muss man allerdings im letzten Studienjahr sein.

Verteilung und Einkommen von Ärzten in den USA:
http://www.mgma.com/

Rechtliche Informationen und Hilfe für dauerhafte Aufenthalts- und Arbeitserlaubnis:
http://immigrationlawyer-usa.com/

Interview USA

mit Nicole S., frei praktizierende HNO-Ärztin und Plastische Gesichtschirurgin

Hier die Fragen:

Vorbemerkung: Für in Deutschland approbierte Ärzte ist es bekanntlich recht schwer, die Möglichkeit zu bekommen, in den USA zu arbeiten. Haben Sie Ihre medizinische Ausbildung in Deutschland absolviert?

Ja, ich habe sowohl Staatsexamina als auch die Promotion in Deutschland absolviert. Mein post-doc-training umfasste ein internship am New York Medical College und am Saint Vincent's in New York City, eine residency in HNO, Kopf- und Halschirurgie an der Temple University in Philadelphia, und ein Stipendium für plastische und rekonstruktive Gesichtschirurgie in Highland Park, New Jersey.J.

Mussten Sie also die amerikanischen Staatsexamina bewältigen (United States Medical Licensing Examination – USMLE Step 1 - 3)?

Ja, das USMLE musste ich absolvieren. Dabei hatte ich nicht den Eindruck, dass die Prüfungen – abgesehen von den anfänglichen Sprachschwierigkeiten, vor allem in der medizinischen Terminologie schwieriger waren als in Deutschland. Allerdings laufen die Prüfungen anders ab als in Deutschland. Vor allem im Step 2 müssen von den Prüflingen 12 praktische Fälle (Scheinpatienten) beurteilt werden. Ohne ein Mindestmaß an klinischer Erfahrung kommt man da nicht aus. Auf jeden Fall sollte man sich mit entsprechender Vorbereitungsliteratur, z.B. dem „Kaplan" versorgen, dieser bietet eine wirklich gute Grundlage für die zu erwartenden Prüfungsfragen. Eine Doktorarbeit zu schreiben ist für amerikanische Ärzte nicht üblich. Die Bezeichnung MD (Doctor of Medicine) erwirbt man sozusagen durch den Abschluss der Ausbildung. Eine regelrechte Promotion wie in Deutschland ist nur für ÄrztInnen üblich, die in die Forschung gehen wollen.

Welche weiteren Hürden sind zu überwinden, um dauerhaft in den USA als Arzt zu arbeiten – wie war das bei Ihnen?

Ich bin seinerzeit mit einem so genannten J1-Visum, das zunächst für Praktika oder Studienzwecke gilt, eingereist. Ich habe dann allerdings einen amerikanischen Arzt geheiratet, so dass es mit Aufenthalts- und Arbeitsrecht später für mich keinerlei Probleme mehr gab. Besonders Ärzte und Ärztinnen können aber eine längere bzw. sogar langfristige Arbeits- und Aufenthaltsdauer erreichen, wenn sie bereit sind, in so genannten unterversorgten Regionen zu arbeiten. Ich kenne inzwischen etliche deutsche Ärzte in den USA. Mir ist kein Fall bekannt, in dem deutsche Ärzte zur Ausreise gezwungen wurden.

Wie kann man den Unterschied zwischen deutschen und US-amerikanischen Kliniken am Treffendsten beschreiben (Hierarchie, Arbeitsbelastung, Bürokratie, Dokumentation, Verdienst etc.)?

Die Aus- und Weiterbildung kam mir wesentlich strukturierter und besser organisiert vor. Die Rahmenbedingungen während einer Weiterbildung werden auch deutlich strenger gehandhabt als in Deutschland, während dieser Zeit muss man jährlich mindestens einen größeren Test absolvieren.

Auch in den USA gibt es in den Kliniken natürlich Hierarchien, die aber insgesamt viel „lässiger" gehandhabt werden. Mitspracherecht und Verantwortung auch von Assistenzärzten sind deutlich ausgeprägter. Auch Ober- und Chefärzte unterliegen formalisierten Kontrollmechanismen. Insgesamt ist der Teamgedanke deutlich ausgeprägter.

Welche Schritte muss man unternehmen, wenn man sich niederlassen will? Wie sind hier die Verdienstmöglichkeiten?

Mehr als ein Drittel aller Fulltime-Ärzte arbeiten in den USA 60 Stunden und mehr in der Woche. Auch ich habe in meiner Praxis für HNO und plastische Chirurgie eine 70-Stundenwoche. Der Einsatz für niedergelassene Ärzte ist auch finanziell sehr hoch, vor allem im Bereich der Versicherungen, die man zu seiner eigenen Sicherheit abschließen muss. Dennoch ist in vielen Bereichen, ob in Kliniken oder Freier Praxis, das Einkommen deutlich höher als in Deutschland.

Am Einfachsten ist die Niederlassung (General / Medical Practitioner) natürlich in den genannten unterversorgten Gebieten.

Mit welchen Fachgebieten haben deutsche Ärzte die besten Chancen, in den USA zu arbeiten?

Nach meiner Erfahrung bieten sich die besten Möglichkeiten für ausländische Ärzte in der Inneren Medizin, Gynäkologie, Allgemeinmedizin und „Family Practice" (hausärztliche Tätigkeiten). Aber auch für Psychiatrie, Kinderheilkunde und Geriatrie bestehen gute Möglichkeiten. Im Grunde genommen handelt es sich um diejenigen Fachgebiete, in denen die Verdienstmöglichkeiten unterdurchschnittlich sind.

Wie ist die Akzeptanz der Patienten gegenüber ausländischen Ärzten?

Akzeptanzprobleme von Patienten gegenüber ausländischen Ärzten habe ich persönlich nie erlebt.

Wie beurteilen Ärzte die geplante Gesundheitsreform in den USA?

Ich meine, dass die Mehrheit der Ärzte das positiv sieht. Dennoch steht ein großer Teil der Bevölkerung der aus meiner Sicht notwendigen Reform mit dem Ziel Millionen bisher nicht versicherter Amerikaner in das Gesundheitssystem einzubinden, skeptisch gegenüber. Vieles wird hier schnell mit einem generellen Sozialismus-Verdacht überzogen.

Wohin sollte ein junger deutscher Arzt sich wenden, der in den USA eine Weiterbildung machen will?

Ich habe mich damals über Kammern und Konsulate mehr schlecht als recht durchgefragt. Ich wäre froh gewesen, wenn es damals schon etwas Ähnliches gegeben hätte wie die Informationsbroschüre, an der Sie gerade arbeiten.

Würden Sie diesen Schritt (in die USA) noch einmal tun?

Ich würde es mir heute vielleicht anders überlegen. Ich arbeite hier gelegentlich mehr als 100 Stunden in der Woche und habe keinen geregelten Urlaub, zwar verdiene ich gut, aber der Preis ist hoch.

Nach Angaben der BÄK arbeiten rund 5000 deutsche Ärzte in den USA – was halten Sie von dieser Zahl?

Ich bin ja nun schon seit den neunziger Jahren hier, während dieser Zeit habe ich vielleicht ein Dutzend deutsche Ärzte kennen gelernt, mir kommt die Zahl von 5.000 deutschen Ärzten in den USA viel zu hoch vor.

3.11 Ärzte in Entwicklungsländern und bei internationalen Hilfsorganisationen

Der Schwerpunkt der alternativen Einsatzmöglichkeiten für Ärzte im Ausland im Rahmen der Entwicklungsarbeit liegt in den Ländern der Dritten Welt. Dabei stehen im Vordergrund der Arbeit:

- der Aufbau des Öffentlichen Gesundheitswesens
- die Einrichtung und der Betrieb von Ausbildungsstätten
- die Durchführung von Gesundheitsprogrammen und präventiv-medizinischen Projekten
- die medizinische Basisversorgung, insbesondere in den ländlichen Gebieten
- Mütterschulungen / Familienplanung
- die Ernährungsberatung
- Impfkampagnen
- der Einsatz von "Rolling Clinics" (überwiegend in Großstadtslums)
- Hygiene- und Sanitärmaßnahmen
- sowie die Bekämpfung von Tropenkrankheiten und Seuchen
- die Aus- und Fortbildung von medizinischem Personal

Für derartige ärztliche Tätigkeiten in diesen Ländern der Dritten Welt sind dementsprechend vordringlich Zusatzkenntnisse aus den Bereichen der Tropenmedizin, der Epidemiologie, der Bakteriologie und Sozialmedizin ausgesprochen hilfreich und nützlich, zum Teil sind sie Vorbedingung.

Es gibt sehr unterschiedliche Formen des Einsatzes für Ärzte in der Entwicklungshilfe. Dieses kann als „Entwicklungshelfer", „Entsandte Fachkraft" (Experte), „Integrierte Fachkraft", sowie als „Senior Experte" geschehen und ist vom jeweiligen Programm bzw. der jeweiligen Entsendeorganisation abhängig.

Allen Entwicklungsländern bzw. Krisengebieten ist eines gemeinsam: Es gibt so gut wie nie moderne oder gar „High-Tech" – Untersuchungsbedingungen vor Ort. Medizinische Geräte auch einfachster Art fehlen. Laboruntersuchungen sind meist nicht möglich. Improvisationstalent ist neben beruflicher Erfahrung insbesondere gefordert sowie die Bereitschaft, sich auf Extremsituationen einzulassen.

Die zeitliche Dauer dieser Einsätze reicht bei den verschiedenen Hilfsorganisationen von vier bis sechs Wochen bis zu drei Monaten und maximal zwei bis drei Jahren.

Während die Anforderungen der verschiedenen Organisationen an die Ärztinnen und Ärzte weitgehend übereinstimmen, unterscheiden sich die Einsatzbereiche deutlich:

Das „Komitee des Internationalen Roten Kreuz (IKRK)" in Genf als älteste und einzige völkerrechtlich anerkannte Organisation für Hilfsmaßnahmen darf nach den „Genfer Konventionen" nur in Kriegsgebieten arbeiten und dort nur Kriegsverletzte behandeln.

Für manche dieser Einsätze werden vom Träger auch nur Reisekosten sowie die Kosten für Unterhalt und Verpflegung übernommen

Rahmenbedingungen für Entwicklungshelfer

Für die Tätigkeit als Entwicklungshelfer im engeren Sinne gilt: Auch Ärzte können grundsätzlich nach § 1 des Entwicklungshilfegesetzes für mindestens zwei Jahre als Entwicklungshelfer bei den sechs anerkannten Trägerorganisationen tätig werden. Entwicklungshelfer unterscheiden sich von den Experten und Integrierten Fachkräften dadurch, dass sie ohne Erwerbsabsicht in Entwicklungsländern tätig sind und lediglich ein Unterhaltsgeld erhalten (in Einzelfällen kann dies auch eine Alternative zum Wehr- oder Zivildienst sein).

Dreijährige Entsendungen (mit Verlängerungsmöglichkeiten) von Ärzten in Länder der Dritten Welt zu kirchlichen Entwicklungshilfeprojekten vermitteln sowohl die „Arbeitsgemeinschaft für Entwicklungshilfe" in Köln, ein Personaldienst der katholischen Kirche als auch „Dienste in Übersee", beim Evangelischen Entwicklungsdienst EED in Bonn, eine Arbeitsgemeinschaft evangelischer Kirchen in Deutschland. Beide Organisationen rekrutieren Ärzte für etablierte Entwicklungshilfeprojekte beispielsweise von „Caritas", „Brot für die Welt" oder „Misereor".

Schwerpunkte der Tätigkeiten von Medizinern bei diesen Organisationen sind der Aufbau und Betrieb von Gesundheitsstationen vor Ort, die medizinische Schulung und Ausbildung lokaler Mitarbeiter, präventive und kurative Maßnahmen zum Beispiel bei Malaria-, Lepra- oder Tuberkuloseerkrankungen oder die Mitarbeit in lokalen Krankenhäusern.

Für diese Projekte werden in erster Linie Allgemeinmediziner, Kinderärzte, Chirurgen und Gynäkologen benötigt. Im Gegensatz zu Hilfsorganisationen, die ihren Schwerpunkt auf Katastrophen- und Nothilfemaßnahmen setzen, ist es bei diesen längerfristigen Einsätzen möglich, den Ehepartner bzw. die Familie ins Gastland mitzunehmen. Die AGEH setzt vier bis fünf Jahre Berufserfahrung. (bei Gesundheitsprogrammen zusätzlich den „Master of Public Health") voraus. „Dienste in Übersee" erwartet mindestens zwei Jahre Berufserfahrung. Bei den kirchlichen Hilfsorganisationen ist daneben die

Zugehörigkeit zu einer christlichen Religionsgemeinschaft eine selbstverständliche Voraussetzung. Für eine ärztliche Tätigkeit in Übersee wird Unterhaltsgeld gemäß dem Entwicklungshilfegesetz (EhfG) gewährt, bei der AGEH wird ein steuerfreier Unterhalt zwischen ca. EUR 1.300 und EUR 2.300 monatlich gezahlt. Vor Ort wird eine kostenlose Unterkunft zur Verfügung gestellt. Zudem werden Beihilfen für Reise- und Umzugskosten sowie für die Wiedereingliederung bei der Rückkehr nach Deutschland gegen Vertragsende gewährt. Zusätzlich werden während des Auslandsaufenthaltes die Beiträge zur Ärzteversorgung komplett von der AGEH übernommen.

Weitere Auskünfte erteilen u.a.:

- Deutscher Entwicklungsdienst (DED)
- Arbeitsgemeinschaft für Entwicklungshilfe (AGHE)
- Dienste in Übersee (DÜ)
- Christliche Fachkräfte International CFI)
- EIRENE- Internationaler Christlicher Friedensdienst
- Weltfriedensdienst (WFD)

Portale für Stellenangebote in der Entwicklungszusammenarbeit:

www.ded.de
Der Deutsche Entwicklungsdienst (DED) ist einer der führenden europäischen Personalentsendedienste. Er wurde 1963 gegründet: Seither haben sich über 15.000 Entwicklungshelfer dafür eingesetzt, die Lebensbedingungen von Menschen in Afrika, Asien und Lateinamerika zu verbessern. Gegenwärtig sind rund 1.000 Entwicklungshelfer in über 40 Ländern tätig.

www.entwicklungsdienst.de
Die Webseite des Arbeitskreises „Lernen und Helfen in Übersee", informiert über berufliche Tätigkeiten für Fach- und Führungskräfte in der Entwicklungszusammenarbeit. Über die oneworld-jobs-Datenbank finden Fach- und Führungskräfte Angebote in Afrika, Asien, Australien/Ozeanien, Europa, Mittel- und Südamerika, Nordamerika.

www.cimonline.de
CIM ist eine Arbeitsgemeinschaft der Deutschen Gesellschaft für Technische Zusammenarbeit (GTZ) GmbH und der Zentralen Auslands- und Fachvermittlung der Bundesagentur für Arbeit (BA). Hauptaufgabe ist die Vermittlung von Fach- und Führungskräften im Bereich der Entwicklungszusammenarbeit.

www.gtz.de

Die Deutsche Gesellschaft für Technische Zusammenarbeit (GTZ) GmbH unterstützt komplexe Reformen und Veränderungsprozesse in Entwicklungs- und Transformationsländern. Als weltweit anerkanntes Unternehmen der internationalen Zusammenarbeit bietet die GTZ berufliche Tätigkeiten im In- und Ausland.

Die Vielzahl der verschiedenen Hilfsorganisationen sollte nicht dazu führen, die Zahl der jeweils konkret vorhandenen Stellenangebote in diesem Bereich zu überschätzen. Dennoch können sich gerade für die Berufsgruppe der Ärzte durchaus einzelne und sehr interessante Beschäftigungsaussichten im Ausland eröffnen, u.a. auch unter dem Aspekt, beruflich wertvolle Erfahrungen sammeln zu können.

InWEnt, das aus einer Fusion von der Carl-Duisberg-Gesellschaft und der Deutsche Stiftung für internationale Entwicklung (DSE) hervorgegangen ist, gibt die Broschüre *„Fachkräfte für die Entwicklungszusammenarbeit"*, die bereits seit vielen Jahren eine umfassende Zusammenstellung aller wichtigen Projekte und Institutionen zum Thema *„Arbeit in Übersee"* enthält, heraus. Sie steht auch als Online-Version im Internet und kann dort kostenlos eingesehen oder herunter geladen werden. Von hier sind auch die Homepages der einzelnen Institutionen erreichbar. Darüber hinaus finden sich hier die wichtigsten gesetzlichen Grundlagen für die Arbeit im Entwicklungsdienst, die u.a. auch für Fragen wie Sozial- und Krankenversicherung von Bedeutung sind. In der InWEnt-Datenbank finden sich alle relevanten deutschen Organisationen und Einrichtungen, die in der Entwicklungszusammenarbeit – ob mit oder ohne Personaleinsatz – tätig sind.

Als weitere zentrale Informationsquelle für die Arbeit in der Dritten Welt empfiehlt sich das „Portal zur personellen Entwicklungszusammenarbeit" des Arbeitskreises „Lernen und Helfen in Übersee" e.V. (http://www.entwicklungsdienst.de/), das sich als zentrales Internetportal für soziales Engagement weltweit versteht. Im Auftrag des Bundesministeriums für wirtschaftliche Zusammenarbeit und Entwicklung (BMZ) berät der Arbeitskreis, der aus 30 Mitgliedsorganisationen besteht, Menschen, die sich insbesondere in Entwicklungsländern sozial engagieren wollen. Mit seinem umfangreichen Informationsangebot greift es die steigende Nachfrage nach Einsatzmöglichkeiten im Ausland auf. Interessierte sollen durch die breit gefächerten Informationen ermuntert werden, sich mit Fragen der Entwicklungszusammenarbeit auseinander zu setzen, um dann zielgerichtet individuell passende Mitarbeitsmöglichkeiten zu identifizieren.

Hier werden nur solche staatliche, private, kirchliche und parteinahe Organisationen berücksichtigt, die neben anderen qualifizierten Fachkräften speziell Ärzte verschiedener Fachrichtungen mit mindestens eineinhalbjähriger Berufserfahrung für ihre verschiedenen Projekte in Ländern der Dritten Welt

3.11 Ärzte in Entwicklungsländern bzw. bei Hilfsorganisationen

suchen. Außer Allgemeinmedizinern werden vor allem Chirurgen, Gynäkologen, Internisten, Pädiater, Tropenmediziner etc. benötigt.

Organisationen, die Ärzte für die Arbeit in Entwicklungsländern suchen:

Arbeitsgemeinschaft für Entwicklungshilfe (AGEH) – www.ageh.de ist der Personaldienst der deutschen Katholiken für internationale Zusammenarbeit.

Es werden Ärzte vor allem mit chirurgischer, gynäkologischer und allgemeinmedizinischer Erfahrung sowie im Bereich Public Health gesucht.

Geographische Schwerpunkte: Afrika, Asien, Lateinamerika, Mittel- und Osteuropa.

Centrum für internationale Migration und Entwicklung (CIM) – www.cimonline.de

Die Personalvermittlung der deutschen Entwicklungszusammenarbeit, wurde 1980 als Arbeitsgemeinschaft der Deutschen Gesellschaft für Technische Zusammenarbeit (GTZ) GmbH und der heutigen Zentralen Auslands- und Fachvermittlung der Bundesagentur für Arbeit (ZAV) gegründet.

Gesucht werden Fachärzte mit verschiedenen Schwerpunkten.

Geographische Schwerpunkte: Afrika südlich der Sahara, Asien, Lateinamerika, Maghreb, Nah- und Mittelost, Neue unabhängige Staaten, Südosteuropa.

Christliche Fachkräfte International (CFI) – www.cfi.info

Vermittlung von Fachkräften in Entwicklungsprogramme und -projekte evangelischer Kirchen und christlicher Organisationen in Entwicklungsländern: Gesundheitswesen, Erziehungswesen, Land- und Forstwirtschaft, Technische und handwerkliche Ausbildung, Bauwesen, Brunnenbau und Wasserwirtschaft und Sozialarbeit.

Ärzte aller Fachrichtungen werden gesucht.

Geographische Schwerpunkte: Afrika, Asien, Lateinamerika

Christoffel-Blindenmission Deutschland e.V. – www.cbm.de

Finanzielle Förderung und fachliche Beratung von Projekten im Blinden- und Behindertenbereich. Programme zur Verhütung von vermeidbarer Blindheit.

Gesucht werden Augenärzte.

Geographische Schwerpunkte: Afrika, Asien, Lateinamerika

Deutsche Gesellschaft für Technische Zusammenarbeit (GTZ) GmbH – www.gtz.de

Motive und Ziele, die das Bundesministerium für wirtschaftliche Zusammenarbeit und Entwicklung (BMZ) für die deutsche Entwicklungspolitik formuliert, bilden die Grundlage für die Arbeit der GTZ. Bestimmend ist dabei das Leitbild der „Nachhaltigen Entwicklung".

Gesucht werden Ärzte mit dem Schwerpunkt Public Health.

Geographische Schwerpunkte: Afrika, Asien, Karibik, Kaukasus-Staaten, Lateinamerika, Maghreb, Mittel- und Osteuropa, Nah- und Mittelost, Pazifischer Raum, Südliches Afrika, Zentralasien.

Deutscher Entwicklungsdienst gGmbH (DED) – www.ded.de

Der Deutsche Entwicklungsdienst (DED) ist einer der führenden europäischen Personalentsendedienste. Er wurde 1963 gegründet: Seither haben sich über 15.000 Entwicklungshelfer dafür eingesetzt, die Lebensbedingungen von Menschen in Afrika, Asien und Lateinamerika zu verbessern. Gegenwärtig sind rund 1.000 Entwicklungshelfer in über 40 Ländern tätig. Die 1963 gegründete Einrichtung wird von der Bundesrepublik Deutschland und dem Arbeitskreis „Lernen und Helfen in Übersee" getragen.

Gesucht werden vor allem Fachärzte für Chirurgie, Gynäkologie/Geburtshilfe und Allgemeinmedizin.

Geographische Schwerpunkte: Afrika, Asien, Lateinamerika, Ostafrika, Südliches Afrika, Westafrika, Zentralasien.

Deutsches Rotes Kreuz (DRK) – www.drk.de

Im Rahmen der Internationalen Rotkreuzzusammenarbeit entsendet das DRK Fachkräfte in Programme der Humanitären Hilfe und in längerfristige Entwicklungsprogramme.

Gesucht werden Fachärzte aller Gebiete.

Geographische Schwerpunkte: Weltweit

Dienste in Übersee (DÜ) – www.eed.de

Tochtergesellschaft des Evangelischen Entwicklungsdienstes (EED), Träger des Personellen Entwicklungsdienstes evangelischer Kirchen in Deutschland.

Gesucht werden vor allem Fachärzte für Gynäkologie, Pädiatrie, Psychiatrie und Innere Medizin.

Geographische Schwerpunkte: Afrika, Asien, Lateinamerika, Osteuropa

Famulaturen in der Entwicklungszusammenarbeit (weltweit)

Bundesvertretung der Medizinstudierenden in Deutschland e.V. (bvmd) – www.bvmd.de

IPPNW – Internationale Ärzte für die Verhütung des Atomkriegs / Ärzte in sozialer Verantwortung e.V. – www.ippnw.de/Studierende/famulieren_&_engagieren

Exkurs: Ärzte bei internationalen Hilfsorganisationen

Diverse Hilfsorganisationen entsenden unter anderem auch Ärzte in die Krisenregionen der Welt. Die medizinische Arbeit vor Ort ist oft nur unter erschwerten technischen und klimatischen Bedingungen und nicht selten unter Gefährdung des eigenen Lebens möglich. Wer an einem dieser Projekte teilnehmen möchte, muss viel Idealismus, persönliche Reife und auch möglichst einige Jahre praktische Berufserfahrung mitbringen.

Nach Untersuchungen der Hamburger Arbeitsgemeinschaft Kriegsursachenforschung (AKUF) wurden im Jahr 2007 weltweit 28 Kriege und 14 bewaffnete Konflikte geführt.

Vor allem kriegerische Auseinandersetzungen oder Naturkatastrophen bilden meist den Rahmen für schnell und unbürokratisch zu leistende humanitäre Hilfe und ärztliche Notversorgung. Etwa 60 Millionen Menschen – vor allem in Afrika, Asien, im Nahen Osten, in Südamerika, aber auch im ehemaligen Jugoslawien, Afghanistan oder in Tschetschenien sind auf humanitäre Hilfsmaßnahmen internationaler Hilfsorganisationen angewiesen.

Bei den zahlreichen Hilfsorganisationen kann man prinzipiell zwischen solchen unterscheiden, die sich auf die Versorgung mit Geräten und Medikamenten konzentrieren – z.B. „medico international", „Care", die „Deutsche Welthungerhilfe" oder die „Deutsche Ärztegemeinschaft für medizinische Zusammenarbeit" – oder andere, die ihren Schwerpunkt in der humanitären Hilfe haben – wie beispielsweise das „Komitee Ärzte für die Dritte Welt", „Ärzte ohne Grenzen" sowie die Föderation der „Rotkreuz- und Rothalbmond"- Gesellschaften.

Darüber hinaus gibt es weitere Organisationen, die „ad hoc" Nothilfemaßnahmen durchführen, wie beispielsweise das Komitee des Internationalen Roten Kreuzes (IKRK), die „Johanniter- Unfallhilfe" (JUH) und der „Malteser Hilfsdienst".

Hier geht es also um eine grundsätzlich andere Aufgabenstellung als bei den im vorangegangenen Teil beschriebenen Organisationen, die langfristige Entwicklungshilfeprojekte betreuen, also Entwicklungshilfe im Sinne des

Gesetzes leisten, wie z.B. der Deutsche Entwicklungsdienst, die „Arbeitsgemeinschaft Entwicklungshilfe (AGEH)" oder „Dienste in Übersee (DÜ)".

Auslandseinsätze beim IKRK in Krisengebieten sind in der Regel vertraglich auf maximal drei Monate befristet. Der Dachverband aller 178 Rotkreuzverbände, die Föderation der Rotkreuz- und Rothalbmond-Gesellschaften in Genf entsendet im Gegensatz zum IKRK vor allem in Gebiete, wo sich Naturkatastrophen ereignet haben, Migrationsbewegungen stattfinden oder ethnische Spannungen (Aufbau und Betrieb von Flüchtlingslagern) herrschen.

Für den Basisgesundheitsdienst werden in erster Linie Allgemeinmediziner, Kinderärzte, Gynäkologen und Internisten mit mindestens eineinhalbjähriger Berufserfahrung benötigt. Weitere Voraussetzungen sind gute Englischkenntnisse, ggf. Französisch, Tropentauglichkeit, Alter: bis 55 Jahre. Prävention von Epidemien und Unterernährung, Impfprogramme oder kurative Maßnahmen sind die vordringlichsten Aufgaben für die Ärzte vor Ort.

Die Organisation „Ärzte ohne Grenzen", die Nothilfemaßnahmen in Ländern der Dritten Welt durchführt, ist 1999 für ihr Engagement mit dem Friedensnobelpreis ausgezeichnet worden. In Bonn hat der deutsche Zweig der 1971 in Frankreich unter dem Namen „Médecins Sans Frontières "(MSF) gegründeten Organisation seinen Sitz.

Die Einsätze dauern zwischen sechs und zwölf Monaten, bei Chirurgen und Anästhesisten auch vier bis sechs Wochen. Es wird eine Aufwandsentschädigung von EUR 600 netto gezahlt, Reisekosten und Versicherungen werden übernommen. Bewerber sollten psychisch wie physisch belastbar sein, Flexibilität und Organisationstalent besitzen und bereit sein, sich auf Extremsituationen (Isolation, Sicherheitsrisiken, Teamleben, Arbeiten unter einfachsten, teils primitiven Bedingungen) einzustellen.

Exemplarisch – auch für andere Hilfsorganisationen – seien hier einige der wichtigsten Voraussetzungen für eine Mitarbeit bei „Ärzte ohne Grenzen" genannt:

- mindestens zwei Jahre Berufserfahrung
- Berufserfahrung in den Bereichen Allgemeinmedizin, Pädiatrie, Chirurgie oder Gynäkologie
- tropenmedizinische Kenntnisse
- sehr gute Englischkenntnisse
- Reise- und/oder Arbeitserfahrungen in Entwicklungsländern
- Einsatz für mindestens sechs Monate

Im Jahr 2008 gab es weltweit Projekte in 60 Ländern. Der weitaus größte Teil der Projekte entfiel auf Afrika.

3.11 Ärzte in Entwicklungsländern bzw. bei Hilfsorganisationen

Das Komitee „Ärzte für die Dritte Welt" e.V., Frankfurt/Main, arbeitet innerhalb fester Langzeitprojekte speziell in den Slums von Millionenstädten der Dritten Welt.

Die Organisation entstand 1983 aus der Überlegung heraus, dass es vielen interessierten und hilfswilligen Ärzten aus familiären, wirtschaftlichen und beruflichen Gründen nicht möglich ist, für längere Zeit in Länder der Dritten Welt zu gehen. Deshalb vermittelt diese Organisation für Ärzte aller Fachrichtungen mit mindestens eineinhalbjähriger Berufserfahrung in der Regel sechswöchige Einsätze (z.b. anstatt Jahresurlaub), in deren Rahmen Mediziner in Armutsgebieten dieser Welt unentgeltlich humanitäre Hilfe leisten und dabei auch vielfältigste, berufliche Erfahrungen sammeln können. Eine Vergütung können Ärzte hier meist nicht erwarten. Im Gegenteil: Reisekosten müssen oft teilweise aus eigener Tasche bezahlt werden.

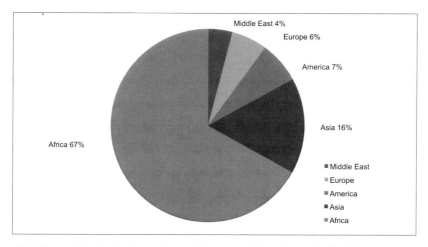

Abbildung 29: Project Locations - Regionale Verteilung der Projekte von „Ärzte ohne Grenzen" im Jahr 2008

Das in Köln beheimatete „*Komitee Cap Anamur*" hat sich den Auf- und Ausbau von Gesundheitsdiensten, die medizinische Versorgung von Flüchtlingen und die Medikamentenhilfe in den Ländern der Dritten Welt zur Aufgabe gemacht. Geographische Schwerpunkte liegen in Afrika, Asien und Osteuropa. Dazu werden Ärztinnen und Ärzte für eine mindestens sechsmonatige Dauer gesucht. Vorausgesetzt wird mindestens eine dreijährige Berufserfahrung. Neben einer sozialen Absicherung beträgt die Vergütung monatlich ca. 1.100 EUR brutto.

Links zu Medizinischen Hilfsorganisationen für Krisen- und Katastrophenintervention

Ärzte für die Dritte Welt – http://www.aerzte3welt.de/

ist vor allem im Bereich der humanitären und kurativ-medizinischen Hilfe tätig.

Gesucht werden Ärzte aller Fachrichtungen mit mindestens anderthalbjähriger Berufserfahrung.

Geographische Schwerpunkte: Bangladesch, Indien, Kenia, Nicaragua, Philippinen

Ärzte ohne Grenzen – www.aerzte-ohne-grenzen.de

ist die deutsche Sektion der in Frankreich gegründeten Organisation Médecins Sans Frontières (MSF), die sich zu einem weltweiten Netzwerk mit 19 Sektionen entwickelt hat.

Für die humanitäre und medizinische Nothilfe in Kriegs- und Krisengebieten werden Ärzte aller Fachrichtungen gesucht.

Geographische Schwerpunkte: Afrika, Asien, Lateinamerika

Cap Anamur – http://www.cap-anamur.org/

Ist in den Bereichen Auf- und Ausbau von Gesundheitsdiensten, Medizinische Versorgung von Flüchtlingen und Medikamentenhilfe tätig.

Ärzte aller Fachrichtungen werden gesucht.

Geographische Schwerpunkte Afrika, Asien, Afghanistan, Angola, Bangladesch, Côte d'Ivoire, Kenia, Kongo Demokratische Republik, Liberia, Sudan, Tschetschenien, Uganda

Deutsches Rotes Kreuz (DRK) – www.drk.de

Im Rahmen der Internationalen Rotkreuzzusammenarbeit entsendet das DRK Fachkräfte in Programme der Humanitären Hilfe und in längerfristige Entwicklungsprogramme.

Gesucht werden Fachärzte aller Gebiete. Stellenangebote gibt es unter www.drk.de/ueber-uns/stellenboerse.html

Geographische Schwerpunkte: Weltweit

Prinzipielle Voraussetzungen für die Mitarbeit im Entwicklungsdienst oder in Hilfsorganisationen

- zwischen 18 Monaten und drei Jahren Berufserfahrung als Arzt

3.11 Ärzte in Entwicklungsländern bzw. bei Hilfsorganisationen

- gute englische Sprachkenntnisse und/oder spanische, französische Kenntnisse
- mindestens zwischen sechs und zwölf Monate Zeit für einen Einsatz. Bei Chirurgen und Anästhesisten ggfs. auch weniger. In der Entwicklungshilfe mindestens zwei Jahre
- Reiseerfahrung in so genannten Entwicklungsländern
- hohe physische und psychische Belastbarkeit (Tropentauglichkeit)
- Flexibilität, Organisations- und Improvisationstalent
- die Fähigkeit, sich in ein interdisziplinäres Team zu integrieren
- die Bereitschaft, in unsicheren Gebieten zu arbeiten
- Interesse und Respekt für andere Kulturen
- Management- und Führungskompetenzen unter ungewohnten Bedingungen

4 Stipendien für Famulatur und PJ

4.1 Förderung von Auslandsaufenthalten

Neben den hier vorgestellten Fördermöglichkeiten gibt es noch eine Fülle regionaler Stellen oder solche mit fachspezifischer (medizinischer) Ausrichtung, die Stipendien oder Beihilfen vergeben.

Grundlegende Informationen zu Fördermöglichkeiten von Auslandsaufenthalten findet man auf der folgenden Seite: www.go-out.de/. Hier werden die Programme des DAAD vorgestellt. Darüber hinaus findet man Informationen zu weiteren Stipendien und anderen Förderprogrammen sowie zu einzelnen Ländern und ihren Bildungssystemen.

4.2 Famulatur

Die Bundesvereinigung Medizinstudierender in Deutschland (BVMD), ehemals Deutscher Famulantenaustausch (dfa), vermittelt Famulaturplätze im Ausland. Bewerbungen müssen ca. sechs Monate im Voraus eingereicht werden. Es gibt zwei Bewerbungstermine im Jahr. Außerdem zahlt die BVMD Reisekostenzuschüsse für einige – in der Regel außereuropäische – Länder. Die Zuschüsse werden auch für selbstorganisierte Famulaturen oder PJ-Tertiale im Ausland gewährt. Informationen findet man unter: http://bvmd.de/ausland/

Auch die Carl-Duisberg-Stiftung vergibt Auslandsstipendien. Gefördert werden vor allem Studierende, deren Studium besondere Bezüge zu den Gebieten Kardiologie, Onkologie, Gynäkologie und Bildgebende Diagnostik aufweisen. Die Bewerber sollten gute bis sehr gute Abiturnoten sowie ein besonders erfolgreich absolviertes Physikum vorweisen können. Näheres unter: http://www.bayer-stiftungen.de/de/carl-duisberg-stipendien.aspx

Die Allianz Private Krankenversicherungs-AG vergibt bundesweit Reisestipendien in Form einmaliger Förderbeträge in Höhe von je 250 EUR für Medizinstudierende, die eine Famulatur im Ausland absolvieren. Informationen unter: http://www.stethosglobe.de/service/stipendien/index.php?we_objectID=380

Auch die Fulbright-Kommission vergibt Reisestipendien für die USA, es gibt jedoch keine speziellen Programme für Mediziner. Infos unter: www.fulbright.de.

4.3 Praktisches Jahr

Der DAAD (Deutscher Akademischer Austauschdienst) vergibt Stipendien für Auslandsaufenthalte. Sowohl für Studien- als auch PJ-Aufenthalte außerhalb Europas kann man sich für ein Jahres- bzw. Semesterstipendium beim DAAD bewerben. Stipendien zur Ableistung des Praktischen Jahres können für Mediziner unter der Voraussetzung vergeben werden, dass zum Zeitpunkt der Bewerbung eine Bestätigung von dem zuständigen Prüfungsamt über die grundsätzliche Möglichkeit der Anerkennung des im Ausland geplanten Praktischen Jahres vorgelegt wird. Der DAAD kann Aufenthalte von einem Tertial (vier Monate) oder zwei Tertialen (zweimal vier Monate) in Ländern außerhalb Westeuropas fördern. Bei einer Förderungsdauer von zwei Tertialen kann der Aufenthalt in bis zu zwei verschiedenen Zielländern stattfinden. Aufenthalte von einem Tertial werden im Rahmen des Programms „Semesteraufenthalte für Studierende", solche von zwei Tertialen im Rahmen des Jahresstipendienprogramms für Studierende beantragt.

SOKRATES ist das Aktionsprogramm der EU für die grenzüberschreitende Zusammenarbeit in verschiedenen Bereichen der allgemeinen Bildung. Unter dem Teilprogramm ERASMUS laufen Aktionen für den Hochschulbereich, insbesondere können Auslandsaufenthalte von Studierenden und Dozenten gefördert werden. Der DAAD fördert lokale studentische ERASMUS-Initiativen (LEI), die sich insbesondere im Bereich der Betreuung von ERASMUS-Studierenden engagieren. Die lokalen Initiativen findet man unter http://eu.daad.de/eu/kontakt/05345.html.

Über das Erasmus-Programm ist die Förderung eines Aufenthalts innerhalb Europas möglich. Der Stipendiat wird von Studiengebühren entbunden und erhält zusätzlich eine kleine monatliche Unterstützung. Allgemeine Infos zum ERASMUS-Programm: http://eu.daad.de/eu/index.html

Die Allianz Private Krankenversicherungs-AG vergibt bundesweit Reisestipendien in Form einmaliger Förderbeträge in Höhe von je 500 EUR für Medizinstudierende, die einen Teil ihres Praktischen Jahres (PJ) im Ausland absolvieren. Infos unter: http://www.stethosglobe.de/service/stipendien/index.php?we_objectID=381

Für PJ-Aufenthalte außerhalb Europas, sowie in der Türkei und auf Island stellt der Deutsche Akademische Austauschdienst (DAAD) einer begrenzten Anzahl von Antragstellern Fahrtkosten-Zuschüsse zur Verfügung. Diese können ausschließlich über den bvmd-Austausch beantragt werden. Infos über http://bvmd.de/ausland/

Eine sehr gute Zusammenfassung zu Auslandsaufenthalten von Medizinstudierenden im Rahmen einer Famulatur oder eines PJ findet sich auf der Seite des Studiendekanats Medizin der Friedrich-Alexander-Universität Erlangen-Nürnberg (http://www.studiendekanat.med.uni-erlangen.de/stg/humanmedizin/erasmus/auslandsstudium/hinweise.shtml.

5 Checklisten für eine Tätigkeit im Ausland

Wer beabsichtigt, (als Arzt für eine längere Zeit – befristet oder auch dauerhaft) in einem anderen Land zu arbeiten und zu leben, sollte sich grundsätzliche Fragen vorher stellen:

Welche Motive liegen meinen Plänen, im Ausland zu arbeiten, zugrunde?

Beispielsweise:

Bessere Arbeitsbedingungen für Mediziner

- günstigeres Verhältnis Arbeit – zu Freizeit, bessere Vereinbarkeit von Familie und Beruf.
- bessere Vergütung der ärztlichen Tätigkeit (unbedingt informieren, ob das Gehalt im Zielland wirklich besser ist. Zu berücksichtigen sind die Steuern, Abgaben etc. im jeweiligen Zielland).
- Flucht vor Bürokratiewahnsinn im deutschen Gesundheitssystem.

Welche beruflichen Erwartungen verknüpfe ich damit?

- Fachliche Weiterbildung und mehr Arbeit mit und an den Patienten.
- Bessere Aufstiegschancen – auch nach evtl. Rückkehr.
- Arbeiten in flachen Hierarchien.

Welche persönlichen Wünsche etc. leiten mich?

- Neue Kulturen und Sprachen kennen lernen.
- Bewältigen neuer Herausforderungen im Hinblick auf fremde Arbeits- und Lebensbedingungen.

Welche Länder bzw. welches Land und welche Region (Land, Großstadt) kommen in Betracht? Was weiß ich bereits über diese Länder bzw. dieses Land im Hinblick auf Arbeitsbedingungen, z.B.:

- Kultur
- soziale Rahmenbedingungen (z.B. Renten-, Kranken-, Unfallversicherung ist nicht überall so ausgebaut wie in Deutschland)
- Klima und geographische Gegebenheiten (Interessante Arbeitsplätze sind oft nicht nur in den schönen Urlaubsregionen eines Landes zu finden!)

5 Checklisten für eine Tätigkeit im Ausland

- Was geschieht mit meiner Altersversorgung, wenn ich ins Ausland gehe? (Antwort erteilen die regionalen Versorgungswerke siehe: http://www.abv.de/aerzte.html)
- Werden die im Ausland gezahlten Rentenbeiträge nach Rückkehr in Deutschland angerechnet?
- Kann ich Mitglied meiner Kammer bleiben, wenn ich ins Ausland gehe? (Mitgliedschaft in einer Landesärztekammer sind durch die Landesgesetzgeber in den Heilberufs-, bzw. Kammergesetzen geregelt, siehe: http://www.bundesaerztekammer.de/page.asp?his=0.8.5585)

Komme ich im Beruf und privat mit den alltäglichen Gepflogenheiten meines Ziellandes klar?

- Die Bürokratie in manchen Zielländern übertrifft oft noch das deutsche System
- andere Vorstellungen von Pünktlichkeit
- Hygienestandards

Fragen zur besseren Bewältigung einer Übersiedlung – Probleme, die entstehen können:

- Gibt es bereits schon persönliche Kontakte in der Zielregion?
- Wie sieht es dort auf dem Wohnungsmarkt aus?
- Kann mir evtl. der potenzielle Arbeitgeber behilflich sein?
- Welche Kosten kommen auf mich zu?
- Wenn ich mehr als nur persönliche Dinge mitnehmen will, müsste der Umzug von Deutschland in das Zielland abgeklärt werden.

Wenn die Familie mitgeht:

- Besteht eine Beschäftigungsmöglichkeit für den Partner vor Ort?
- Wie sind Kinderbetreuung und Schulsituationen geregelt? Welche Kosten kommen auf mich evtl. zu?
- Wie weit ist der Schulweg?

Viele Antworten zu diesem Fragenkomplex gibt die Broschüre „Wenn die Kinder mitkommen." Download auf der Seite: www.ba-auslandsvermittlung.de/

Was gebe ich in der Heimat auf?

- Bin ich wirklich bereit, vorübergehend auf meine sozialen Strukturen (Familie, Freunde etc.) in Deutschland zu verzichten?

- Neue soziale Netze in einem fremden Land aufzubauen, kann schwierig und langwierig werden!
- Wie steht es um meine Geduld, Belastbarkeit und Improvisationsvermögen in fremden beruflichen Situationen?

Nicht ins „kalte Wasser" springen

- Vor Antritt der Auslandstätigkeit Landessprache erlernen
- Vor einer Zusage *alle* Infos über die „neue Heimat" besorgen
- Vorher im Land umsehen (möglichst längerer Urlaub)
- Alltag in der Zielregion erleben

Besondere Aspekte für Tätigkeiten bei Hilfsorganisationen und in der Entwicklungshilfe

- Was ist meine Antriebsfeder – Idealismus oder Abenteuerlust?
- Welche Art der Mitarbeit kommt in Betracht?
- Handelt es sich um Not- und Katastrophenhilfe oder Entwicklungszusammenarbeit?
- Welche Rolle spielt die Bezahlung bzw. kommen auch rein ehrenamtliche Einsätze in Betracht?
- In welcher Funktion trete ich die Hilfstätigkeit an? Ist es eine medizinische Tätigkeit, eine Beratungsaufgabe oder medizinische Koordination?
- Verfüge ich über evtl. erforderliche tropenmedizinische Kenntnisse?
- Habe ich im Falle von Kriseneinsätzen eine gute psychische und physische Konstitution?
- Bin ich ein Organisationstalent in allen Lebensbereichen, nicht nur unter medizinischen Aspekten?
- Verfüge ich über eine außerordentliche Belastbarkeit?
- Habe ich einen ausgeprägten Respekt/Interesse an fremden Kulturen und Religionen?
- Bin ich in schwierigen Situationen anpassungsfähig?
- Bin ich ein Allroundtalent?: Besonnen, erfahren, risikobereit, von Idealismus geprägt?

Wichtiger Hinweis vor allem für Tätigkeiten in der Dritten Welt:

Lassen Sie sich ggf. in die „Krisenvorsorgeliste des Auswärtigen Amtes" aufnehmen: Gem. § 6 Abs. 3 kann jeder deutsche Staatsangehörige dort aufgenommen werden, der/die auch nur vorübergehend im Ausland lebt. Damit

5 Checklisten für eine Tätigkeit im Ausland

können die Auslandsvertretungen, falls erforderlich, in Krisen- und sonstigen Ausnahmesituationen Kontakt aufnehmen.

www.konsularinfo.diplo.de   Rubrik: Service für deutsche Staatsangehörige im Ausland.

Nachhaltige Vorteile vorübergehender bzw. längerfristiger Tätigkeiten im Ausland

- Zugewinn an fachlichem Knowhow
- Zuwachs an Kreativität, Flexibilität und Lebenserfahrung
- Erwerb von wichtigen Schlüsselqualifikationen auch für die Arbeitswelt in der Heimat durch Anpassungsbereitschaft und durch die Zusammenarbeit mit anderen über Sprach- und Kulturgrenzen hinweg

Nachteile einer längeren Auslandstätigkeit

- Stichwort: „Verbuschung": Ein Terminus, der sich vor allem auf den Auslandseinsatz in der Dritten Welt bezieht. Selten lässt eine Entwicklungshilfe-Organisation ihre Mitarbeiter länger als 5 Jahre in einem Land aus Angst vor der Verbuschung ihrer Fachleute. Es gibt eine weit verbreitete Einschätzung, dass Europäer innerhalb von drei bis vier Jahren in den Tropen „verbuschen" könnten. Sie könnten sich nicht mehr an die durchorganisierte Arbeitswelt in Europa gewöhnen, eine Einordnung in bürokratische Strukturen gestalte sich sehr schwierig, die Abkopplung vom wissenschaftlichen und medizinischen Fortschritt sei kaum aufholbar etc.

Auch wenn man eine Weile im Europäischen Ausland gearbeitet hat, wird man sich im Falle einer Rückkehr erstaunt die Augen reiben, was sich in der deutschen Gesundheitsversorgung inzwischen geändert hat. Wenn man erst einmal flachere Hierarchien erlebt hat, wird sicherlich auch eine Ein- bzw. Unterordnung in den deutschen Klinikalltag nur schwer zu bewältigen sein.

Auswahl nützlicher Links für die Vorbereitung von Auslandstätigkeiten:

Bundesärztekammer: Arbeiten im Ausland Informationen für inländische Ärzte zum Arbeiten im Ausland unter:
http://www.bundesaerztekammer.de/page.asp?his=1.109.110

Medizinstudierende und Ärzte tauschen in den Foren des Ärzteblatts Erfahrungen und Fragen über die Arbeit im Ausland aus:
http://www.aerzteblatt.de/v4/foren/forum.asp?forumid=139

Die Zentrale Auslands- und Fachvermittlung (ZAV) der Bundesagentur für Arbeit bietet Informations-, Beratungs- und Vermittlungsdienstleistungen für Arbeitnehmer und Arbeitgeber
http://www.ba-auslandsvermittlung.de/

Der Wissenschaftsladen Bonn bietet praktische Hilfestellungen für Tätigkeiten im Ausland. Seit 2004 werden EU-Länder und außereuropäische Arbeitsmärkte porträtiert (kostenpflichtig).

http://www.wilabonn.de/index_985.htm?h406

6 Anhang

6.1 Bundesärztekammer (Arbeitsgemeinschaft der Deutschen Ärztekammern) (Muster-) Weiterbildungsordnung vom Mai 2003, in der Fassung vom 28.03.2008 [2]

– AUSZUG –

Anerkennung von im Ausland abgeleisteten Weiterbildungszeiten

§ 18 Weiterbildung außerhalb der Bundesrepublik Deutschland in Mitgliedstaaten der Europäischen Union und in anderen Vertragsstaaten des Abkommens über den Europäischen Wirtschaftsraum

Für die Anwendung der §§ 18 bis 18c gelten folgende Begriffsbestimmungen:

1. Ausbildungsnachweis

„Ausbildungsnachweise" sind Diplome, Prüfungszeugnisse und sonstige Befähigungsnachweise, die von einer zuständigen Behörde eines Mitgliedstaates für den Abschluss einer überwiegend in der Europäischen Union absolvierten Ausbildung ausgestellt werden.

2. Zuständige Behörde

„Zuständige Behörde" ist jede von den Mitgliedstaaten mit der besonderen Befugnis ausgestattete Behörde oder Stelle, Ausbildungsnachweise und andere Dokumente oder Informationen auszustellen bzw. entgegenzunehmen sowie Anträge zu erhalten und Beschlüsse nach der Richtlinie 2005/36/EG des Europäischen Parlaments und des Rates vom 7. September 2005 über die Anerkennung von Berufsqualifikationen (Amtsblatt der Europäischen Union vom 30. September 2005) zu fassen.

(1) Wer als Staatsangehöriger eines Mitgliedstaates der Europäischen Union oder eines anderen Vertragsstaates des Abkommens über den Europäischen Wirtschaftsraum einen Ausbildungsnachweis für eine Weiterbildung besitzt, der nach der Richtlinie 2005/36/EG des Europäischen Parlaments und des Rates vom 7. September 2005 über die Anerkennung von Berufsqualifikationen oder nach dem Abkommen über den Europäischen Wirtschaftsraum

---

[2] Anmerkung: Die (Muster)-Weiterbildungsverordnung der Bundesärztekammer, die von der Arbeitsgemeinschaft der Deutschen Ärztekammern entwickelt wurde, ist nicht rechtsverbindlich für den einzelnen Arzt. Sie hat lediglich den Charakter einer Empfehlung. Zuständig für die ärztliche Weiterbildung sind die Landesärztekammern als Körperschaften des Öffentlichen Rechts.

gegenseitig anerkannt wird, erhält auf Antrag das Recht zum Führen einer dieser Weiterbildungsordnung entsprechenden Bezeichnung. Die gegenseitig anzuerkennenden Ausbildungsnachweise sind dem Anhang V der Richtlinie 2005/36/EG sowie den entsprechenden Ergänzungen des Abkommens über den Europäischen Wirtschaftsraum für die Staaten Liechtenstein, Island und Norwegen zu entnehmen.

(2) Stimmt bei Antrag eines Staatsangehörigen eines Mitgliedstaates der Europäischen Union oder eines anderen Vertragsstaates des Abkommens über den Europäischen Wirtschaftsraum die Bezeichnung eines Ausbildungsnachweises nicht mit der für den betreffenden Staat im Anhang V der Richtlinie 2005/36/EG oder in dem Abkommen über den Europäischen Wirtschaftsraum aufgeführten Bezeichnung überein und wird eine Bescheinigung der zuständigen Behörde oder Einrichtung vorgelegt, so erhält er eine Anerkennung für eine entsprechende Kompetenz und das Recht zum Führen einer dieser Weiterbildungsordnung entsprechenden Bezeichnung. Aus dieser Bescheinigung muss hervorgehen, dass der betreffende Ausbildungsnachweis den Abschluss einer Weiterbildung entsprechend den Bestimmungen des Anhangs V der Richtlinie 2005/36/EG oder dem Abkommen über den Europäischen Wirtschaftsraum bestätigt oder von dem ausstellenden Mitgliedstaat oder Vertragsstaat mit demjenigen Ausbildungsnachweis gleichgestellt wird, der im Anhang V der Richtlinie 2005/36/EG oder in dem Abkommen über den Europäischen Wirtschaftsraum aufgeführt ist.

(3) Die von dem Staatsangehörigen eines Mitgliedstaates der Europäischen Union oder eines anderen Vertragsstaates des Abkommens über den Europäischen Wirtschaftsraum in einem der anderen Mitglied- oder Vertragsstaaten abgeleistete Weiterbildungszeit, die noch nicht zu einem Ausbildungsnachweis gemäß Absatz 1 Satz 1 geführt hat, ist nach Maßgabe des § 10 auf die in dieser Weiterbildungsordnung festgesetzten Weiterbildungszeiten ganz oder teilweise anzurechnen.

Dasselbe gilt für die Weiterbildungszeit, welche durch eine von der zuständigen Behörde eines Mitglied- oder eines anderen Vertragsstaates ausgestellten Ausbildungsnachweis, der nicht unter die Regelungen des Absatz 1 fällt, belegt ist, soweit diese Weiterbildungszeit der nach dieser Weiterbildungsordnung vorgeschriebenen Mindestdauer der Weiterbildung entspricht. Dabei ist die im anderen Mitglied oder Vertragsstaat erworbene Berufserfahrung und dort durchgeführte Zusatzausbildung zu berücksichtigen.

§ 18a Anerkennung erworbener Rechte

Als ausreichenden Nachweis erkennt die Ärztekammer bei Staatsangehörigen der Mitgliedstaaten der Europäischen Union deren von Mitgliedstaaten ausgestellten Ausbildungsnachweis an, der die Aufnahme fachärztlicher Tätigkeit gestattet, auch wenn dieser Ausbildungsnachweis nicht alle Anforderungen an die Ausbildung nach den Artikeln 24 und 25 der Richtlinie 2005/36/EG erfüllt, sofern dieser Nachweis den Abschluss einer Ausbildung belegt, der vor den in Anhang V Nummern 5.1.1. und 5.1.2. der genannten Richtlinie aufgeführten Stichtagen begonnen wurde, und sofern ihnen eine Bescheinigung darüber beigefügt ist, dass der Inhaber während der letzten fünf Jahre vor Ausstellung der Bescheinigung mindestens drei Jahre lang ununterbrochen tatsächlich und rechtmäßig die betreffenden Tätigkeiten ausgeübt hat.

§ 18b Anerkennung von Drittlanddiplomen

Einem Ausbildungsnachweis gleichgestellt ist jeder in einem Drittland ausgestellte Ausbildungsnachweis, sofern der Arzt in dem betreffenden Beruf drei Jahre Berufserfahrung im Hoheitsgebiet des Mitgliedstaats, der diesen Ausbildungsnachweis nach Art. 2 Abs. 2 der Richtlinie 2005/36/EG anerkannt hat, besitzt und dieser Mitgliedstaat diese Berufserfahrung bescheinigt.

§ 18c Verfahren für die Anerkennung der Berufsqualifikationen gemäß §§ 18, 18a und 18b

(1) Die Ärztekammer erteilt auf Anfrage einem Arzt Auskunft zur Weiterbildungsordnung und zum Verfahren.

(2) Die Ärztekammer bestätigt dem Arzt binnen eines Monats den Empfang der Unterlagen und teilt ihm gegebenenfalls mit, welche Unterlagen fehlen. Das Verfahren für die Prüfung eines Antrags auf Zulassung zur fachärztlichen Tätigkeit muss innerhalb kürzester Frist abgeschlossen werden, spätestens jedoch drei Monate nach Einreichung der vollständigen Unterlagen des Arztes; die Entscheidung muss begründet werden. Diese Frist kann in Fällen, die unter die Kapitel I und II des Titels III der Richtlinie 2005/36/EG fallen, um einen Monat verlängert werden.

(3) Auf das Verfahren finden in den Fällen des Art. 14 Abs. 1 Buchstaben a) bis c) der Richtlinie 2005/36/EG die Bestimmungen der §§ 10, 12-16 entsprechend Anwendung.

§ 19 Weiterbildung außerhalb der Mitgliedstaaten der Europäischen Union und außerhalb der anderen Vertragsstaaten des Abkommens über den Europäischen Wirtschaftsraum

(1) Eine Weiterbildung in Staaten außerhalb der Europäischen Union oder außerhalb der anderen Vertragsstaaten des Abkommens über den Europäischen Wirtschaftsraum kann ganz oder teilweise angerechnet werden, wenn sie den Grundsätzen dieser Weiterbildungsordnung entspricht und eine Weiterbildung von mindestens 12 Monaten in einer angestrebten Bezeichnung in der Bundesrepublik Deutschland abgeleistet worden ist. Gleiches gilt für die Weiterbildung in einem Mitgliedstaat der Europäischen Union oder einem anderen Vertragsstaat des Abkommens über den Europäischen Wirtschaftsraum, wenn sie von einem Arzt abgeleistet wurde, der nicht Staatsangehö-

riger eines Mitgliedstaates der Europäischen Union oder eines anderen Vertragsstaates ist. Auf das Verfahren der Anerkennung finden die §§ 11 bis 16 entsprechende Anwendung.

(2) Im Übrigen sind die durch die Europäische Union und die Bundesrepublik Deutschland vertraglich eingeräumten Rechtsansprüche, insbesondere in dem Abkommen über den Europäischen Wirtschaftsraum, zu berücksichtigen.

6.2 Auszug aus den Richtlinien zur Anrechnung von PJ Tertialen im Ausland

Gemäß § 12 Abs. 1 Nr. 2 ÄAppO wird eine im **Ausland** abgeleistete praktische Ausbildung in Krankenanstalten beim Nachweis angerechnet, wenn folgende Voraussetzungen vorliegen:

1. Das Krankenhaus im Ausland, in der die praktische Ausbildung oder ein Teil absolviert wird, muss nachweislich entweder ein Universitäts-/Hochschulkrankenhaus sein oder als „Akademisches Lehrkrankenhaus" zur Hochschule/Universität gehören. In allen Ländern der Dritten Welt (außer Südafrika) ist die Ableistung der praktischen Ausbildung **nur** an Universitätskrankenhäusern möglich.

2. Die praktische Ausbildung in der Krankenanstalt muss nach dem jeweiligen ausländischen Recht **Teil des Medizinstudiums** sein und zu der praktischen Ausbildung im Geltungsbereich der ÄAppO **inhaltlich gleichwertig** sein. Als klinisch praktische Fachgebiete kommen nur diejenigen in Betracht, die auch an der Universität Rostock/E.-M.-Arndt-Universität Greifswald als Wahlfach angeboten werden.

3. Es muss eine **ordnungsgemäße Immatrikulation** als Studierende(r) der Medizin für die Dauer der praktischen Ausbildung an der Universität/Wissenschaftlichen Hochschule im Ausland, an der die praktische Ausbildung im Krankenhaus absolviert wurde, nachgewiesen werden **oder** zumindest eine Bescheinigung auf dem **Kopfbogen** der ausländischen Universität vorgelegt werden, dass der Student ebenso die gleichen Rechte und Pflichten hatte wie ein dortiger Student **(Äquivalenzbescheinigung)**. Eine amtliche Übersetzung der Immatrikulations- bzw. der Äquivalenzbescheinigung einschließlich einer Übersetzung des **Stempels/Siegels** der Universität ist beizufügen.

4. Über die praktische Ausbildung in Krankenhäusern im Ausland ist eine Bescheinigung auf dem **Kopfbogen** des Krankenhauses in der Amtssprache des jeweiligen Auslandes zu erstellen, das neben den Angaben, die das Zeugnis nach dem Muster der Anlage 4 zur ÄAppO vorsieht (Angaben zur Person, Ausbildungsdauer, Unterbrechung) eine **kurze inhaltsbezogene Darstellung der Tätigkeit** enthalten muss. Eine amtliche Übersetzung der

6.2 Richtlinien zur Anrechnung von PJ Tertialen im Ausland

Bescheinigung über die praktische Ausbildung einschließlich einer Übersetzung des Stempels/Siegels des Krankenhauses ist beizufügen. Es wird empfohlen, die Bescheinigungen über die praktische Ausbildung, die im Ausland erworben wurden, vom Landesprüfungsamt sofort nach Rückkehr aus dem Ausland, in jedem Falle aber **rechtzeitig** vor der Meldung zum Zweiten Abschnitt der Ärztlichen Prüfung anrechnen zu lassen.

5. Wie viele Tertiale der praktischen Ausbildung im Ausland abgeleistet werden können, richtet sich nach der Studienordnung der jeweiligen Universität. Wer vorab Informationen zur inhaltlichen Gleichwertigkeit einer im Ausland beabsichtigten praktischen Ausbildung beim Landesprüfungsamt für Heilberufe Mecklenburg-Vorpommern einholen möchte, muss das Krankenhaus, in dem die praktische Ausbildung oder Teile absolviert werden sollen, genau bezeichnen und auch das Fachgebiet angeben können.

Wenn das Landesprüfungsamt über die Ausbildung in dem jeweiligen Land keine Kenntnisse hat, müssen die Studenten Lehrpläne über die Ausbildungsinhalte vorlegen. Die Vorlage weiterer Dokumente bleibt vorbehalten.

Anlage 4

(zu § 3 Abs. 5, § 10 Abs. 5)

(Fundstelle des Originaltextes: BGBl. I 2002, 2423)

Bescheinigung über das Praktische Jahr

Der/Die Studierende der Medizin

Name, Vorname

Geburtsdatum

Geburtsort

hat regelmäßig und ordnungsgemäß an der unter meiner Leitung in der/dem unten bezeichneten Klinik/Krankenhaus, der Einrichtung der ambulanten Krankenversorgung oder der ärztlichen Praxis durchgeführten Ausbildung teilgenommen. Die Ausbildung erfolgte auf der Abteilung/in der Praxis für ....

....

....

Dauer der Ausbildung

von: bis

Fehlzeiten

( ) nein

( ) ja von bis:

( ) Das Krankenhaus bzw. die Einrichtung der ambulanten Krankenversorgung oder die ärztliche Praxis ist zur Ausbildung bestimmt worden von der Universität ....

( ) Die Ausbildung ist an einem Krankenhaus der Universität durchgeführt worden.

....

Ort, Datum

....

Siegel/Stempel

....

(Unterschrift der für die Ausbildung verantwortlichen Ärzte)

Der Kommentar zu EBM und GOÄ
begründet von Wezel/Liebold

Das Standardwerk zur ärztlichen Abrechnung

Verschenken Sie keinen Cent Ihres Honorars mehr!
Nutzen Sie jetzt den „Wezel/Liebold" für Ihre Abrechnung. Auf CD-ROM oder bequem im Online-Zugriff!

- von Experten aus der Abrechnungspraxis geschrieben
- umfangreiche Suchfunktionen
- ausführliches Sachregister
- persönliche Notizen zu allen Inhalten anlegen und bequem verwalten
- historische Stände wahlweise im Zugriff
- anerkannt bei Gerichten, Kammern, KVen und Kassen

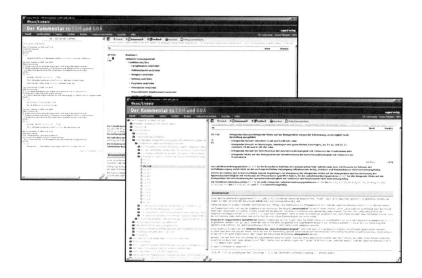

Jetzt 10 Tage online kostenlos testen:
www.ebm-goae.de